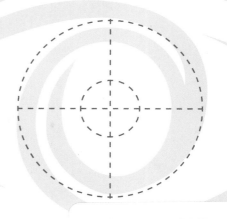

U0229312

四维角膜曲率
与人工晶状体屈光力计算

主编

　　吴明星　　刘良平

编者（按姓氏笔画排序）

丁瑀洁	中山大学中山眼科中心	李娅娜	成都市第五人民医院
王梦怡	中山大学中山眼科中心	吴明星	中山大学中山眼科中心
冯伟渤	中山大学中山眼科中心	姚芝雯	中山大学中山眼科中心
刘良平	中山大学中山眼科中心	秦　璐	中山大学中山眼科中心
许焱鑫	广州市第一人民医院	秦颖嫣	中山大学中山眼科中心
李　祯	中山大学中山眼科中心	黄一诺	中山大学中山眼科中心
李剑冰	中山大学附属第三医院	谭叶辉	南昌大学第一附属医院

人民卫生出版社
·北　京·

图书在版编目（CIP）数据

四维角膜曲率与人工晶状体屈光力计算/吴明星，刘良平主编 . —北京：人民卫生出版社，2024.2

ISBN 978-7-117-36047-0

I.①四…　Ⅱ.①吴…②刘…　Ⅲ.①角膜–人工晶体–屈光学　Ⅳ.①R322.9

中国国家版本馆 CIP 数据核字（2024）第 047320 号

| 人卫智网 | www.ipmph.com | 医学教育、学术、考试、健康，购书智慧智能综合服务平台 |
| 人卫官网 | www.pmph.com | 人卫官方资讯发布平台 |

四维角膜曲率与人工晶状体屈光力计算
Siwei Jiaomo Qulü yu Rengong
Jingzhuangti Quguangli Jisuan

主　　编：吴明星　刘良平
出版发行：人民卫生出版社（中继线 010-59780011）
地　　址：北京市朝阳区潘家园南里 19 号
邮　　编：100021
E - mail：pmph @ pmph.com
购书热线：010-59787592　010-59787584　010-65264830
印　　刷：北京华联印刷有限公司
经　　销：新华书店
开　　本：787 × 1092　1/16　　印张：10
字　　数：195 千字
版　　次：2024 年 2 月第 1 版
印　　次：2024 年 3 月第 1 次印刷
标准书号：ISBN 978-7-117-36047-0
定　　价：129.00 元

打击盗版举报电话：010-59787491　　E-mail：WQ @ pmph.com
质量问题联系电话：010-59787234　　E-mail：zhiliang @ pmph.com
数字融合服务电话：4001118166　　E-mail：zengzhi @ pmph.com

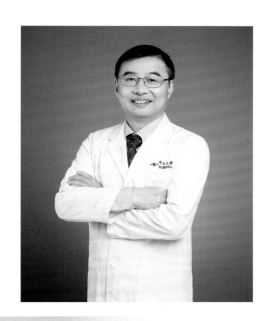

主编介绍

吴明星

　　医学博士,教授,博士研究生导师,中华医学会眼科学分会白内障与人工晶状体学组委员,中国医师协会眼科医师分会白内障学组委员,中国老年学和老年医学学会老年病学分会常委,国家自然科学基金委项目评审专家。第一批广东省医学领军人才。民盟中山大学北校区主委,民盟广东省委会常务委员。

　　长期致力于晶状体相关眼病的临床工作和科学研究,在各种复杂性白内障、晶状体脱位和人工晶状体脱位的诊断与治疗方面积累了丰富的临床经验。临床应用研究上近年来主要致力于减少屈光性白内障手术后人工晶状体屈光力计算误差,开发了基于眼部生物测量临床大数据的人工晶状体屈光力计算的平台,并改良了人工晶状体屈光力智能计算程序,5 年来发表相关 SCI 文章 10 余篇;此外,长期进行后发性白内障发病机制及防治的基础研究,并对人工晶状体材料的光学稳定性及闪辉机制进行了有意义的探索。

　　先后主持国家重点研发计划 1 项,国家自然科学基金 6 项。发表 SCI 论文 50 余篇(涵盖 *Am J Ophthalmol*、*J Cataract Refract Surg*、*Invest Ophthalmol Vis Sci*、*Cell Death Dis*、*Biomater Sci* 等国际权威杂志),持有专利 5 项,软件著作权 1 项。参与编写专著 5 部。

主编介绍

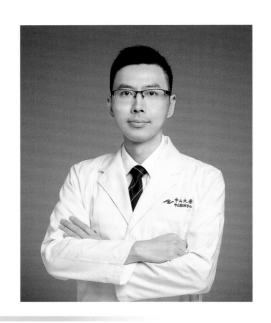

刘良平

2015 年毕业于中山大学,获眼科学博士学位,从事白内障专科工作 8 年;擅长各种晶状体疾病的诊断和手术治疗,包括微小切口白内障超声乳化吸除联合人工晶状体植入术、人工晶状体固定术等;擅长眼部生物参数测量、人工晶状体屈光力计算及屈光性白内障手术规划等。

作为项目骨干参与吴明星教授主持的国家重点研发计划项目"新型人工晶状体及高端眼科植入材料的研发",参与 5 项国家自然科学基金面上项目,1 项广东省产学研合作重大成果转化专题。在中英文杂志发表论文 10 余篇,参与编写和翻译眼科专著 3 部,获授权发明专利 1 项、实用新型专利 3 项。

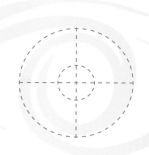

前　言

随着白内障超声乳化手术技术的普及,眼部生物测量技术及人工晶状体屈光力计算准确性的不断提高,白内障手术已进入屈光手术时代。屈光性白内障手术的内涵是指手术技术的提高使白内障手术可以达到与角膜屈光手术相当的效果,白内障手术不但可以控制手术源性的屈光不正,还可以矫正术前的屈光不正,甚至可以矫正原有的高阶像差,如球差。随着各种功能性人工晶状体的临床应用,白内障手术还可以矫正普通单焦点人工晶状体不能矫正的老视问题。然而,屈光性白内障手术的完成,也离不开精准的眼球生物测量和精确的人工晶状体屈光力计算。

随着光学生物测量仪临床应用的普及,眼轴测量的准确性得到明显提高,但角膜曲率测量因为仪器设备的差异,准确性存在差异。而角膜曲率及其屈光力的精准测量是屈光性白内障手术前检查的重要内容之一。角膜屈光力约为43D,大约占全眼总屈光力的70%,是眼屈光系统中最重要的部分。有学者指出0.1mm角膜曲率半径的误差可以导致人工晶状体度数0.5D的误差。研究显示目前因角膜曲率测量所致的屈光误差较眼轴测量所致误差的比例相对增加。因此在临床工作中要重视角膜曲率检测的准确性,弥补角膜曲率检查存在的短板,为屈光性白内障手术的开展提供更重要的保证。

角膜曲率的测量实际上是基于角膜曲率半径的测量,测量结果因其设备的原理、测量的范围、参考原点以及算法的不同存在差异,这些因素直接影响了角膜屈光力测量结果的精确性。角膜曲率的测量经历了不同原理及不同技术的发展演变过程,已从最初的基于角膜反射原理的手动角膜曲率计发展到了基于角膜断层扫描技术的角膜地形图。近几十年来,随着眼科检查和治疗技术的飞速发展,角膜屈光手术的大规模开展,手术源性角膜形态的改变不但增加了测量的难度,同时对提高角膜屈光力测量结果的精度提出了挑战。利用断层摄像技术进行角膜地形图检查并多维度分析角膜屈光力,可以更加精准地评估角膜形态改变后角膜的实际屈光状态,大大提高了人工晶状体屈光力计算的准确性。此外,传统的角膜曲率测量方法对高度不规则散光、圆锥角膜、角膜瘢痕或翼状胬肉术后等状态的角膜曲率检测的准确性也存在较大的误差,基于角膜断层扫描技术可以提高角膜屈光力测量的精确性。

为了更进一步提高对角膜曲率的再认识,使临床医生可以从多维度重新认识角膜曲率,并在白内障术前及高度功能性人工晶状体应用及规划方面提高人工晶状体屈光力计算的准确性,推动屈光性白内障手术的开展和减少术后屈光误差等方面提供帮助,我们对角膜曲率异常的部分案例进行详细分析,并对手术前的角膜曲率对人工晶状体屈光力计算的影响及手术规划进行了讨论,以期在临床应用中减少术后人工晶状体的屈光误差。部分病例采用回顾的形式进行总结,便于提高临床医生的认识水平,指导以后的临床工作。

本书是我们结合在临床工作中对角膜曲率及人工晶状体屈光力计算方面的工作体会,尝试从四维角度系统性认识角膜曲率,并对不同状态下的角膜屈光力与人工晶状体计算进行全面分析介绍。书中介绍了角膜曲率的测量以及人群中的分布情况,解析了断层扫描角膜地形图(以 Pentacam 为例)结果的判读及其临床特殊病例的应用。

科技发展日新月异,由于我们的学术水平有限、编写时间仓促,不足在所难免,诚恳地希望同道们及广大读者批评指正。同时希望本书的出版可以帮助广大同行从多维度认识角膜曲率,为白内障术前人工晶状体的个性化选择与手术规划提供参考,以期获得术后理想的屈光状态。

吴明星
2024 年 2 月于广州

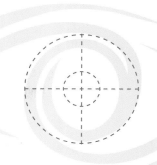

中英文对照

白内障术前信息图　cataract pre-OP

部分光学相干　partial coherence interferometry, PCI

等效角膜屈光力　equivalent K reading, EKR

地形图　topography

迭代算法　iterative algorithm

断层扫描地形图　tomography

二位角膜曲率计　two position keratometer

放射状角膜切开术　radial keratotomy, RK

飞秒激光制瓣 LASIK　femtosecond laser-LASIK, FS-LASIK

光线追踪　ray tracing

光学相干断层扫描仪　optical coherence tomography, OCT

弧矢曲率　sagittal radius

弧形递进算法　arc-step algorithm

环模式　ring

矫正散光型人工晶状体　toric IOL

经上皮准分子激光角膜切削术　transepithelial PRK, trans PRK

角膜不规则散光　total cornea irregular astig

角膜地形图　corneal topography

角膜顶点　apex/vertex N

角膜后表面散光　posterior corneal astigmatism, PCA

角膜净屈光力　true net power, TNP

角膜内皮移植术　Descemet's stripping automated endothelial keratoplasty，DSAEK

角膜前后表面曲率比值　B/F ratio

角膜屈光力分布图　corneal power distribution

平均角膜曲率　mean keratometry，Km

角膜曲率　keratometry，K

临床病史调查法　clinical history method，CHM

模拟角膜曲率　simulated keratometry，Sim K

区域模式　zone

偏向误差　skew error

平均绝对误差　mean absolute error，MAE

切向曲率　tangential radius

屈光力分布图报告　power distribution report

屈光四联图　4 maps refractive

全角膜屈光力　total corneal refractive power，TCRP

全角膜曲率　total keratometry，TK

人工晶状体　intraocular lens，IOL

散光值　astig

扫频光源 OCT　swept source optical coherence tomography，SS-OCT

术中相差仪　intraoperative aberrometry

瞬时曲率　instantaneous radius

太阳仪　heliometer

瞳孔中心　pupil center

微小切口基质透镜切除术　small incision lenticule extraction，SMILE

校正误差　alignment error

一位角膜曲率计　one position keratometer

有效人工晶状体位置　effective intraocular lens position，ELP

远心角膜曲率计　telecentric keratometer

质量监控　quality specification，QS

轴向曲率　axial radius

准分子激光角膜上皮下磨镶术　laser subepithelial keratomileusis，LASEK

准分子激光屈光性角膜切削术　photorefractive keratectomy，PRK

准分子激光原位角膜磨镶术　laser epithelial keratomileusis，LASIK

准分子激光治疗性角膜切削术　phototherapeutic keratectomy，PTK

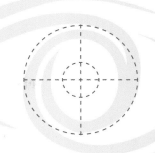

目　录

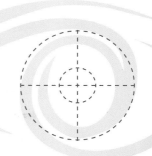

第一章

角膜曲率测量的发展简史

角膜曲率(keratometry,K)是对角膜弯曲程度的表达,决定了角膜的屈光力。

自1700年起,科学家们开始对角膜曲率的测量进行探索,至今已经演变为快速、精准、多维度的检测手段,对眼科的临床诊疗工作具有非常重要的帮助。本章将简述角膜曲率测量的基本原理及发展历程。

第一节　手动角膜曲率测量

最早的角膜曲率测量源于18世纪末Jesse Ramsden及Everard Home两位学者,他们认为眼的调节反应与角膜的形态改变相关,因此需要精准测量角膜的形态变化,由此发明了一套望远镜系统来检测角膜反射图像,这是角膜曲率测量的开端。

角膜曲率计的原理,源于天文学中测量天体大小、距离原理的启发:早期,天文学家将蜘蛛网丝放置于天文望远镜的像平面,且平行于需要测量的两个星体间的连线,从而进行计算(图1-1-1)。

一、角膜曲率计的工作原理

角膜曲率测量是利用角膜前表面的反射特性,通过测量反射像来定量测量其曲率半径。通常所说的角膜曲率测量是指测量角膜中心半径1.2~1.8mm范围内的角膜曲率。在

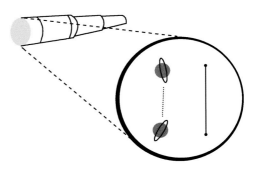

图1-1-1　早期天文学家通过蜘蛛网丝来测量星体间的距离

1839年,Kohlrausch和Senff将该方法运用到角膜曲率测量上。

这个范围内,角膜曲率变化比较小,可以看作近似球面来计算。

　　角膜曲率计的原理(图1-1-2)是根据测量时物与像的大小、反射面及物之间的距离以及反射面的弧度来计算角膜曲率。举例来说,在角膜前某一特定位置,放置特定大小的蜡烛 h,蜡烛经过角膜前表面反射后获得反射像 h',通过测量这个反射像的大小,则可以通过相似三角形计算出角膜曲率 r。

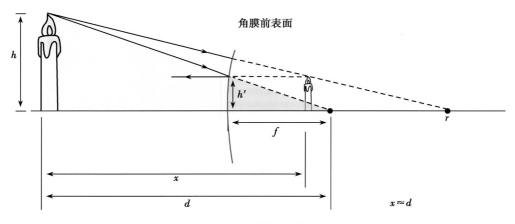

图1-1-2　角膜曲率测量原理

　　在实际测量中,光标的反射像非常小,因此 x 与 d 非常接近,通常认为 $x \approx d$。

通过相似三角形,有:

$$\frac{h'}{h} = \frac{f}{d} \qquad (1\text{-}1\text{-}1)$$

假设角膜中央为球形表面,则有 $f=r/2$,代入式(1-1-1),有:

$$r=2h'd/h \qquad (1\text{-}1\text{-}2)$$

r 即为测得的角膜曲率。

　　为了能够准确探测反射像,角膜曲率计通常还需要借助一台复合显微镜来帮助观察。然而由于测量时,人眼及头部会产生持续、轻微的移动,致使光标的像也会随之移动,角膜曲率的精确测量仍然存在难度。

二、双像系统

　　由其工作原理可见,设计角膜曲率计的首要任务是能够准确地测量反射像的大小,然而眼动的问题为测量带来了挑战。Savary 在 1753 年设计太阳仪(heliometer)来测量太阳的远地点和近地点直径的时候提出了一种解决方案。他通过加入一个棱镜,将反射像再进一步复制为两个完全相同的像,这样当眼球运动时,两个像随着眼球一同运动,但两者之间的相对位置是不变的。当棱镜的位置变动时,两个像之间的相对距离会随之改变:棱镜离物镜距离越远,离像的距离随之减小,两个像也相隔更近(图 1-1-3A)。反之,棱镜离物镜越近时,离像的距离增加,两个像的距离也将增大。而当棱镜处于某一特定位置的时候,像的大小正好与双像的相对距离相等(图 1-1-3B),此时则可根据棱镜的位置与像的关系,通过几何换算出像的大小,而避免直接对像进行测量而造成误差。此时无论眼球怎么运动,只要棱镜的位置固定,双像之间的距离也不再变动。这样的系统就叫作双像系统。

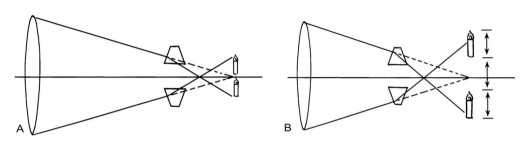

图 1-1-3 双像系统

A.展示当棱镜远离透镜,两个像的相对距离缩小;B.展示当棱镜靠近透镜,两个像的相对距离增加。

三、早期手动角膜曲率计

上述原理于 1874 年后再一次成功应用,1853 年,德国的物理学家 Hermann von Helmholtz 发明了第一个现代意义上的角膜曲率计。Helmholtz 的角膜曲率计符合以下两个基本原则:①假设角膜是一个旋转对称的球性反射表面,通过测量反射像的大小来测算曲率;②使用双像系统的概念,使测量不受眼动的影响。此后的角膜曲率计虽然在设计细节上有进一步的改良,但其原理基本不变。

四、现代手动角膜曲率计

1881 年,Javal 和 Schiøtz 将角膜曲率计从实验室带到临床。他们改进了光源的位置,使得装置可以绕光轴旋动,这样就可以测量不同子午线上的角膜曲率了。至此,眼科医师终于能够在临床上对角膜散光进行测量和验证,尽管角膜散光的概念于半个世纪以前就由 Thomas Young 提出。采用这种设计的曲率计到现在仍在被临床使用(Haag-Streit 角膜曲率计)。

Haag-Streit 角膜曲率计是一种二位角膜曲率计(two position keratometer),是指当测量完一条子午线时,需要手动旋转 90° 来测量第二条主子午线的角膜曲率,测量过程比较耗时。由于实际测量时,两个不同曲率半径的子午线通常垂直,因此某些角膜曲率计在确定了其中一条主子午线后,会同时测量与其垂直的另一条子午线上的曲率,而不再需要手动来旋转90°,这类仪器称为一位角膜曲率计(one position keratometer)。

1932年,Bausch & Lomb设计的角膜曲率计是一位角膜曲率计。他们采用了两个独立可调节的、相互垂直的棱镜,使光标的双像成在相互垂直的子午线上。此时仪器可以同时测量角膜两条子午线上的曲率,提高了测量效率。此外,他们还加入了带有刻度和方向的Scheiner盘来提高对焦的精确度(图1-1-4)。在操作时,操作者可以看到三个光标,当没有对焦准确的时候,中间的光标就会产生轻微的重影,这使得角膜曲率的测量更加精准。Bausch & Lomb角膜曲率计是目前应用最为广泛的手动角膜曲率计(图1-1-5)。

手动角膜曲率计的使用仍是相对烦琐且耗时的,需要人工进行测量和计算。然而手动角膜曲率计在使用中可以观测到整个测量过程,继而通过评估光标的形态来评价角膜散光是否规则、泪膜质量是否稳定等,因此在临床中仍有应用价值。

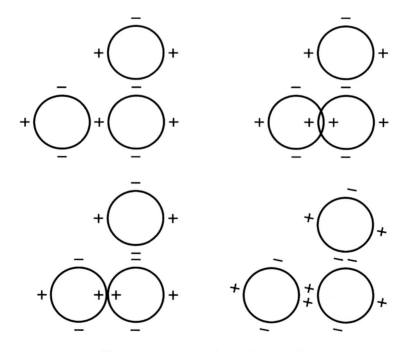

图1-1-4   Scheiner盘用于增加对焦精度
左上图展示双像在垂直(右上Scheiner盘的下方"−"光标及右下Scheiner盘的上方"−"光标重叠)及水平方向(左下Scheiner盘的右侧"+"光标及右下Scheiner盘的左侧"+"光标重叠)的距离均准确;右上图展示双像在垂直方向准确,水平方向距离太小;左下图展示三个光标表示双像在垂直方向距离太大,水平方向距离太小;右下图展示经散光角膜形成的光标像,散光轴与角膜曲率计尚未对准。

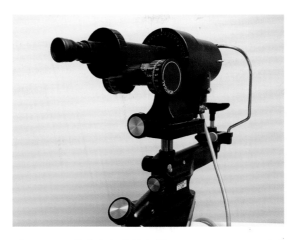

图 1-1-5　临床上仍在使用的 Bausch & Lomb 手动角膜曲率计

第二节　自动角膜曲率计

手动角膜曲率计对患者的配合程度、操作者的对焦要求高,测量耗时,在测量特殊人群如儿童中较难应用。自动角膜曲率计在测量准确度及速度上有极大的提升。自动角膜曲率计的基本原理与手动角膜曲率计一脉相承。然而自动角膜曲率计使用计算机系统来测量反射像的大小来计算角膜曲率,替代了操作者的人工测量及计算工作,提升了测量的效率和准确性。它虽不配有双像系统,但其测量速度极快,可不受眼动影响。自动角膜曲率计通常嵌合于电脑验光仪中,可以与电脑验光同时进行。

此外,自动角膜曲率计还可以初步探测角膜形态是否规则。以 Humphrey 自动角膜曲率计为例:它的光标由三个红外发射的二极管组成,排列成三角形。Humphrey 自动角膜曲率计沿水平子午线测量,让患者注视仪器中心、偏鼻侧 13.5°、颞侧 13.5° 测量中央及周边角膜(图 1-2-1)。计算角膜顶点位置后,自动角膜曲率计会给出一个相似系数来与仪器中预设的角膜参数匹配。如果被测与理论角膜不匹配,则说明该角膜形状不规则。

除常见的自动角膜曲率计外,部分生物

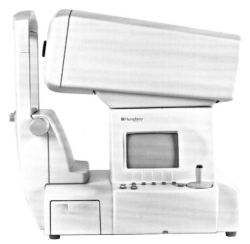

图 1-2-1　Humphrey 自动角膜曲率计

测量仪也配备了自动角膜曲率测量的功能,其中最具代表性的为 IOL Master 系列(IOL Master 500 及 IOL Master 700)眼球光学生物测量仪(图 1-2-2)。IOL Master 系列通过将 6~18 个对称分布的点状光标以固定角度投射到角膜表面,通过反射像的间隔来计算出角膜曲率,进而根据其他眼球生物参数及内置公式提供人工晶状体屈光力的选择参考。IOL Master 系列是采用远心角膜曲率计(telecentric keratometry)的光学生物测量仪,测量曲率时不受测量距离影响,可有效避免校正误差(alignment error)。此外,因每个点都是独立测量的,也可以很好地避免偏向误差(skew error)。然而它只能测量规则的角膜散光,无法表达不规则散光,亦不能反映整个角膜的曲率分布及形态信息。

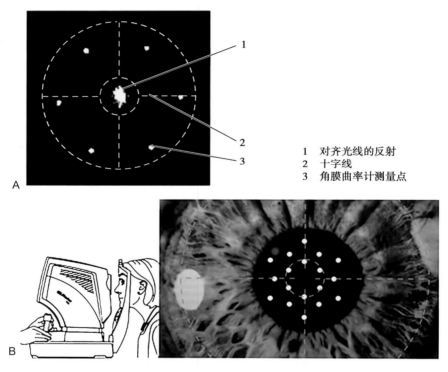

1   对齐光线的反射
2   十字线
3   角膜曲率计测量点

图 1-2-2   光学生物测量仪 IOL Master 系列角膜曲率测量观察图
A. IOL Master 500 角膜曲率测量观察界面;B. IOL Master 700 角膜曲率测量观察界面。

第三节   Placido 环角膜地形图

手动及自动角膜曲率计虽然能够定量描述角膜曲率半径和散光,但仅能对几个轴向上的角膜曲率进行测量。1870 年,随着 Placido 环的问世,人们对角膜形态的认识也上升到了全新的层次。相较于角膜曲率计测量范围小,Placido 环的投射几乎可以覆盖全角膜,其反射像能够反映整个角膜的形态。因此,配有 Placido 环的角膜曲率测量仪器被称为"角膜地形图"。Placido 环角膜地形图的测量原理与前述的角膜曲率计相似,亦是通过测量角膜反射像来计算角膜曲率(只是将前述的蜡烛或投射光标替换成了 Placido 环)。随着计算机技术的广泛应用,Placido 环角膜地形图的出现,角膜形态测量的范围从线转向了面,翻开了崭新一页。

一、Placido 环及角膜摄像仪

1870 年,Placido 通过观察明暗相间的同心圆条纹在角膜表面的反射像,提出了全新的测量角膜形态的方法,拉开了角膜地形分析的时代。这种明暗相间的同心圆条纹(通常为黑色背景,白色环)的装置则被命名为 Placido 环。操作者通过将 Placido 环投射到角膜表面(更准确地来说应该是泪膜-空气界面),通过对反射光形态的观察,能够对角膜的形态完成一些粗略的定性观察(图 1-3-1)。

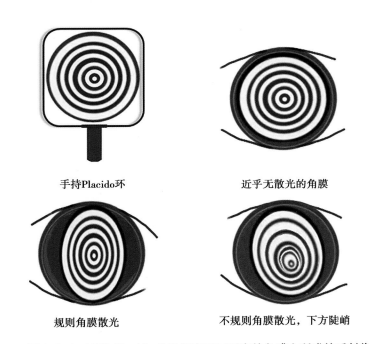

手持Placido环　　　　　　　　　　近乎无散光的角膜

规则角膜散光　　　　　　　　　不规则角膜散光,下方陡峭

图 1-3-1　手持 Placido 盘及其在不同形态的角膜上所成的反射像

1966 年,Gullstrand 在 Placido 环上连入了一台照相机,来记录角膜的反射像,并且通过一些特定的算法来处理数据(图 1-3-2)。这个方法有一个明显的问题:Placido 环是平的,而角膜是一个曲面,因此周边的 Placido 环无法在角膜上准确对焦。

Wesley-Jessen 继而改良了这一设计,它将 Placido 环置于一个椭圆的碗形结构中,这使得 Placido 环与角膜的形态更加一致,这样周边的 Placido 环也能够在角膜表面对焦。

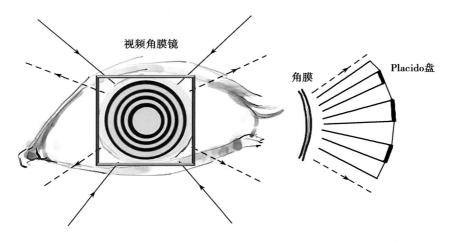

图 1-3-2　Placido 盘投影在角膜前表面的影像被视频相机捕捉

这种碗形的 Placido 环就是我们目前在临床中常见到的角膜地形图中重要的一部分(图 1-3-3)。1970 年，Townslley 进一步优化了数据处理的问题。他将反射图输入电脑系统，通过设计好的数学方法来分析，大大提高了效率。此后，随着角膜屈光手术等对角膜形态精准的要求，角膜地形图分析系统在此基础上不断发展。

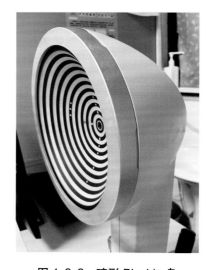

图 1-3-3　碗形 Placido 盘

二、Placido 环角膜地形图仪

现代 Placido 环角膜地形图通常都由三个基础的部分组成：① Placido 盘投射系统，也就是前文提到的 Placido 环装置，根据角膜形态的不同，Placido 环的投射会展现出不同的形态，如散光为椭圆形，非球面为不等距的椭圆形，不规则角膜区域的环则会更加密集；②实时图像摄像系统，用于监控和调整成像质量；③计算机图像处理系统，该系统将图像数码化，再按照设定好的公式和程序分析及输出。

Placido 环角膜地形图仪通常以 Placido 环的大小分为大锥及小锥两类。大锥以 Alcon 角膜地形图和 Dicon 角膜地形图为代表，优点是工作距离大，不易受到对焦精度的影响，但是覆盖的角膜面积稍小，且容易碰到被检者的眼睑和鼻梁。小锥以澳大利亚的 Medmont 角膜地形图和德国的 Keratron 角膜地形图为代表，它们的工作距离短，覆盖角膜面积大，然而对于对焦的精确度高，容易因对焦不准的问题而造成误差。因此临床上时常需要结合不同的角膜地形图仪来获得更加精确的分析(图 1-3-4)。

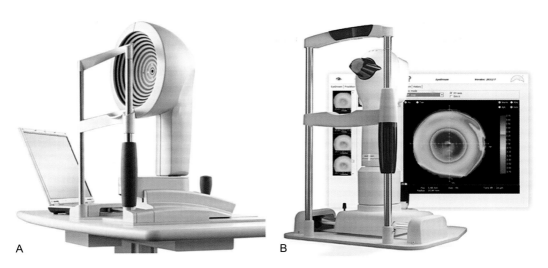

图 1-3-4　Placido 环角膜地形图仪
A. Alcon 角膜地形图(大锥);B. Medmont 角膜地形图(小锥)。

三、Placido 环角膜地形图的常见表达方式

Placido 环角膜地形图通过将 Placido 盘投射至角膜表面获取反射像,测量反射像上各个亮环的角距,进而点对点地进行角膜表面重建,对角膜地形分布进行定量测量。角膜地形图的概念来源于地质学中"地形图"(topography)的概念,定义为对一个地区天然的地理形态进行人工的地势描绘。角膜地形图(corneal topography)则是将角膜表面作为一个局部地势,通过数码化分析展现其形态的特征,因此称为角膜地形图。

(一)角膜曲率图

角膜曲率图表述的是每一个测量点处的角膜曲率分布,有两种表达形式。

1. 轴向曲率半径(axial radius of curvature)/弧矢曲率半径(sagittal radius of curvature)　轴向曲率半径顾名思义测量的是与固定轴相关的曲率半径,这个轴在角膜地形图中通常为视轴。这种测量方法是基于角膜表面的任一点中心总在光轴上的假设。很显然,这需要角膜旋转对称,也就是一个完美的球面才能成立。大部分的角膜在中央区基本为球面形态,因此轴向曲率半径是相对准确的,可以很好地展现出角膜曲率分布的整体印象。然而当扩展至测量周边角膜时,角膜不再是球面,则会造成一定的误差。

2. 切向曲率半径(tangential radius of curvature)/瞬时曲率半径(instantaneous radius of curvature)　当我们已知角膜成椭球面时,我们可以计算每一个点局部的曲率半径,这个半径叫作瞬时曲率半径或切向曲率半径。与轴向曲率半径不同的是,切向曲率半径不再以视轴为参考轴,每个测量点的参考轴均不相同,因此可以很好地展现出每个点之间的变化,更加容易探测到局部的角膜不规则。

轴向曲率半径可以看作是平行（在纸面上）于纸面的方向，而切向曲率半径则是垂直于（上下穿透）纸面。因此，切向曲率半径与轴向曲率半径在计算角膜顶点曲率半径时的结果是一致的（顶点处的参考轴均为视轴），在计算周边角膜会出现差异，但曲率半径同样会表现出从中央到周边降低的规律。

（二）屈光力图

通过对曲率图的换算，可以很容易地获得角膜屈光力图（图 1-3-5）。屈光力图及曲率图通常以数值的方式叠加于彩色色码图上以便于检查者进行直观的解读。较冷的颜色表示屈光力弱，较暖的颜色表示屈光力强。

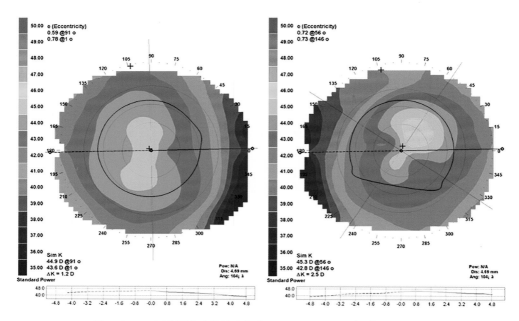

图 1-3-5　角膜屈光力图（采集自 Medmont E300 角膜地形图仪）

需要一提的是，部分角膜屈光力图假设所有入射光线均为近轴光线。在这种假设下，角膜中央范围的屈光力值是可信的，但到周边范围是不准确的。

从 20 世纪 90 年代开始，商业化的角膜地形图仪加入了弧形递进算法（arc-step algorithm）来生成角膜屈光力图，这使得周边角膜屈光力测量准确度提高，从而真正地扩大了测量范围。弧形递进算法对每个子午线上 Placido 环边缘所对应的每一个点，采用光线追迹的方法，从 Placido 盘上已知的环位置以及检测到的角膜镜环的位置，来获得所测区域角膜表面的法线。一旦获得每个点的法线及其导数，就可以进行迭代算法（iterative algorithm），将地形图上的点相关联成为一个整体，这样观察比独立的点更易于发现疾病。

事实上这仍然是一种简化，因为任一细光锥在角膜周边区域发生折射后并不能形成一个单一的焦点,而是由于径像散射形成的模糊的 Sturm 光锥。这是由角膜的环曲面性和非球面性决定的。

四、Placido 环角膜地形图的局限性

Placido 环角膜地形图信息量大,可以覆盖 95% 以上的角膜,表达 7 000 甚至 14 000 个数据点。准确度高,测量范围广,结果直观,已在屈光手术、角膜接触镜验配、白内障手术决策中有不可取代的重要地位。Placido 环角膜地形图虽然经过了 30 余年的发展,但是由于成像原理及光学计算的限制,仍有一定的局限性。

首先,Placido 环仅能反映角膜前表面的形态。在计算角膜屈光力的时候,通常采用角膜后表面半径为前表面曲率半径 82% 的假设,而非使用真实的角膜后表面曲率,这在许多临床情况(特别是屈光手术术后、不规则角膜)中会存在较大的偏差。

此外,Placido 盘投射的实为泪膜-空气表面而非角膜表面,因此测量中受泪膜的影响较大。当泪膜不完整时会对测量结果造成显著的影响。Placido 盘系统中央是摄像机所在的位置,即使中央投射环无限小,也一定会产生中央数据"盲点",而丢失一部分数据。

最重要的是,角膜曲率的计算是建立在 Gullstrand 简化眼上的,测量结果取决于其参照轴。若参照轴或者观察角度改变,也会导致曲率的相应改变。当被检者存在 kappa 角的时候,被检者的视轴与地形图参照轴存在差异,则会产生误差,有可能使曲率图误表现为非对称性散光,局部曲率增大。kappa 角越大,视轴与光轴的偏移程度越大,所造成的误差在测量周边角膜及不规则角膜中尤为明显。这是用曲率测量来重建角膜形态的最主要问题。

五、彩色发光二极管角膜地形图分析仪

彩色发光二极管(LED)角膜地形图分析仪以 Cassini 为代表(图 1-3-6),在临床上也

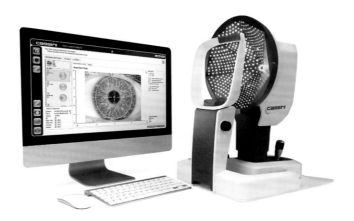

图 1-3-6　Cassini 彩色 LED 角膜地形图分析仪

有一定的应用。它的原理与前相似,因此置于本节中一并介绍。与 Placido 环角膜地形图不同的是,它将投影光标替换为彩色的发光二极管(LED),以解决 Placido 环在测量周边及不对称角膜上的偏差问题。Cassini 彩色 LED 角膜分析仪装有红色、绿色及黄色的 LED 点光源,光源的定位方式独特,类似全球卫星(GPS)的坐标定位方式。彩色 LED 角膜地形图的其中一大优势在于,它的内圈测量直径为 0mm,因此可以避免中央数据"盲点",真正地对中央角膜进行测算。报道指出,彩色 LED 角膜地形图在不规则角膜、瘢痕角膜中有更加敏感的表现。

第四节 断层扫描角膜地形图

角膜屈光手术的蓬勃发展令越来越多的人群希望接受角膜屈光手术。然而自 1998 年来的多篇对于角膜屈光手术术后角膜扩张的报道指出,基于 Placido 环的角膜地形图可能不足以全面评估角膜形态。理想的角膜地形图形态应该能够构成一个三维坐标,而 Placido 环为一种曲率的推算,并不完善。近 20 年来,基于断层扫描的角膜地形图填补了 Placido 环角膜地形图的缺陷,在临床上被广泛采用。

我们虽在习惯上将 Placido 环角膜地形图简称为"地形图",然而这个表达其实并不精准。角膜地形图表现的仅是局部地势平坦/陡峭程度的情况,而地形图应该能够准确地反映高度信息,形成一个三维坐标。因此为了避免与曲率地形图混淆,我们通常将这一类通过断层扫描方式,对角膜前/后表面、晶状体及虹膜成像,并进行三维重建的系统称为断层扫描地形图(tomography)。这类检查仪器可以展现角膜相对于虹膜平面的绝对高度,也可以展示相对于不同参考面的相对高度,这类角膜地形图也可以称为"高度地形图"。

与角膜曲率计和 Placido 环角膜地形图仪不同的是,断层扫描角膜地形图不再依赖对角膜反射像的测量来计算角膜曲率,而是通过设备直接对角膜进行摄像/成像,再通过对图像的处理,获取角膜前后表面在空间中的坐标位置后进一步进行重建。因此可以同步获得角膜后表面的信息以及角膜的厚度分度,为角膜地形图的分析又增添了两个全新的维度。

一、Orbscan 裂隙扫描地形图仪

1995 年,Orbscan Ⅱ面世(图 1-4-1)。它采用光学界面来测量角膜高度,利用裂隙扫描光束同时获得角膜前后表面的曲率和高度,利用三角测算法计算出角膜的前后表面形态,继而推算出角膜任一点的曲率和斜率。Orbscan Ⅱ的表达方式为角膜前后高度图、轴向角膜曲率图和角膜厚度图。报道指出,在正常角膜的厚度测量中,Orbscan Ⅱ测得的角膜厚度较超声测量值大,且周边角膜厚度重复性欠佳。

二、Scheimpflug 成像技术

在传统拍摄技术中,胶卷平面、镜头平面及对焦平面是平行的,因此对焦深度比较局限。而角膜是倾斜的球面,需要大范围的对焦深度。Scheimpflug 成像技术则是通过倾斜这三个平面使之相交来增加焦深,继而对角膜清晰成像。若相机透镜以某种方式倾斜,将会导致对焦平面与相机的胶卷平面相交,对焦平面依赖于相机的透镜平面,因此也必然会通过相同的相交线,这条线就叫作 Scheimpflug 线(图 1-4-2)。

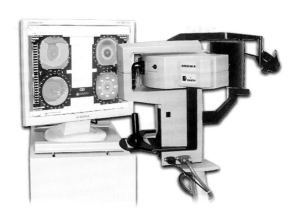

图 1-4-1　Orbscan Ⅱ 裂隙扫描地形图仪

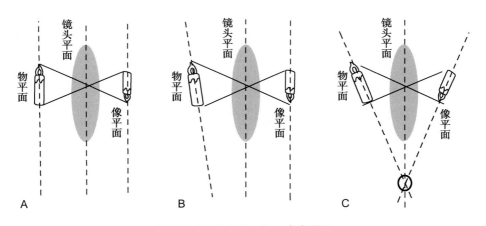

图 1-4-2　Scheimpflug 成像原理

A. 展示当物平面、镜头平面、像平面均相互平行时,可获得完整、对焦清晰的像;B. 展示当物平面以一定角度倾斜时,仅在部分对焦深度能够获得清晰的像;C. 展示当物平面、镜头平面、像平面以一定的角度倾斜且相交于一点时,焦深增加,倾斜的像均可以清晰对焦于像平面上。

目前,采用 Scheimpflug 成像技术中最有代表性的为 Pentacam 眼前节分析仪,其以高速旋转的拍摄速度、强大且丰富的分析软件,成为临床工作的检测主流。其基于角膜高度图的分析及一系列独有的客观性指标,逐步成为新一代角膜地形分析的"金标准"。在特殊角膜接触镜的验配、屈光手术术前筛查、不规则角膜诊断,以及白内障手术的术前决策,特别是散光角膜、不规则角膜等疑难人工晶状体测算中起到了难以替代的作用。

以 Pentacam 为例,对角膜形态进行成像时有两部相机同时工作。其中一部相机围绕角膜中心旋转拍摄(即旋转 Scheimpflug 相机),同时另一部被固定在旋转轴轮上,用于检

测眼动及瞳孔,进行眼动校正。旋转 Scheimpflug 相机拍摄时从 0~180° 旋转,拍摄 25~50帧图,每帧图片可以有 500 个真实数据,共计 25 000 个真实数据点。与 Placido 环直接通过反射像计算曲率半径不同的是,Pentacam 是通过高度信息,以数学推导的方式获得曲率和屈光力数据。高度地形图真实地描述了角膜前、后表面形态,标志着角膜形态分析的革新。此外,Pentacam 还同时提供眼前段的生物学参数,如前房深度、瞳孔位置、视轴、角膜顶点等信息,在白内障手术的人工晶状体(intraocular lens,IOL)计算中得以充分应用。然而 Scheimpflug 相机亦有一定的局限性,通过这样方式拍摄出来的图像会产生畸变,需要进一步进行光学校正。同时,拍摄也会受到眼动的影响,需要进行眼动校正。此外,Scheimpflug 相机获得的三维图像,尽管可以通过数学算法来换算成曲率及屈光力图,但目前这些算法的分辨率与基于反射技术所获数据的分辨率相比仍有一定差距。

三、Placido 盘及 Scheimpflug 成像技术结合的眼前段分析仪

为了结合高度地形图及曲率地形图的优势,一些结合了 Placido 盘投射技术及Scheimpflug 相机的眼前段分析仪面市,其中具有代表性的为 Sirius、Galilei 及 TMS-5 眼前段分析仪。它们先采用 Placido 盘对前表面曲率分布进行最大程度的测量,在 Placido 盘无法覆盖的范围则采用 Scheimpflug 相机的扫描数据作为补充。除测量角膜地形之外,这类仪器还可以同时测量泪膜破裂时间(图 1-4-3)。

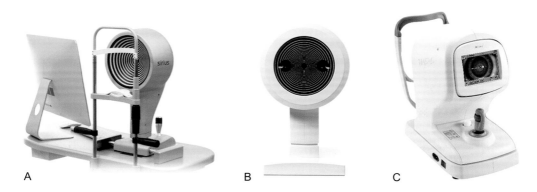

图 1-4-3　Placido 盘及 Scheimpflug 成像技术结合的眼前段分析仪
A. Sirius 眼前段分析仪;B. Galilei 眼前段分析仪;C. TMS-5 眼前段分析仪。

四、眼前段光学相干断层扫描系统

光学相干断层扫描(optical coherence tomography,OCT)应用低相干光干涉仪获取眼组织的断层图像,具有高速扫描、高分辨率的优点,非常适合于对眼前段进行成像。新一代的扫频光源 OCT(swept source optical coherence tomography,SS-OCT)如 CASIA、CASIA

2 眼前段 OCT,轴向分辨率达 10μm,宽度达 16mm,可覆盖全角膜成像,在 0.3s 内可以完成对眼前段的扫描(图 1-4-4)。新一代的 IOL Master 700 亦配备了 SS-OCT,可同时对角膜前、后表面成像获取角膜地形图。相较于 Scheimpflug 相机,眼前段 OCT 配有强穿透力、更加快的扫描速度和更宽的范围,同样可提供前后表面角膜曲率图、角膜高度图及角膜厚度分析图,还可同时测量角膜高阶相差、kappa 角、晶状体倾斜度等数据,已在复杂接触镜验配、圆锥角膜筛查、屈光手术、白内障手术的术前决策等临床场景中得到广泛的认可。该类断层扫描地形图的局限性在于对透明度下降的角膜成像过程中角膜板层的后散射光会造成弥散光效应,导致附近的数据测量不稳定。此外,这类配备眼前段分析仪技术的 OCT 成本较高,对其在临床上的广泛应用有一定程度的限制。

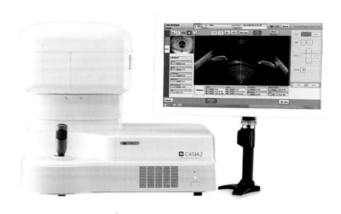

图 1-4-4　CASIA 2 眼前段 OCT

小　结

角膜曲率测量已经走过了 300 多年,从天文学中获取的灵感,至今已成为眼科临床诊疗工作中不可或缺的一环。角膜曲率的测量,也从点和线的简单表达发展为多维度、立体的角膜真实形态展现。角膜曲率测量的飞速发展,为现代眼科医生开展精准、个体化的手术决策及治疗方案提供了坚实的基础。

(王梦怡)

参 考 文 献

1. 瞿佳,吕帆. 眼视光学. 北京:人民卫生出版社,2018.
2. 刘党会. 眼视光器械学. 3 版. 北京:人民卫生出版社,2018.
3. 陈跃国. 三维角膜地形图的临床应用. 北京:人民卫生出版社,2017.

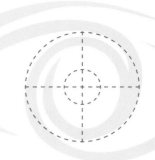

第二章

不同人群角膜屈光力分布

第一节　角膜解剖及光学特点

角膜位于眼球前部中央,外观呈横椭圆形,略前凸。角膜中央 6mm 直径区域几乎呈球形,称为光学区,周边部逐渐变平,边缘与巩膜相接处为角膜缘,在角膜与巩膜之间有个互相镶嵌连接的移行区,称为角巩膜缘,是重要的解剖标志。临床上习惯把角膜分为不同区域(图 2-1-1)。角膜中央区的厚度较周边部薄,常常在 0.5mm 左右,周边厚度可达 0.7~1.0mm。

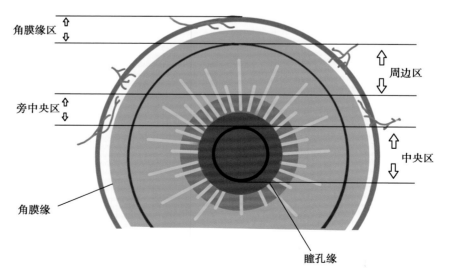

图 2-1-1　角膜各分区示意图

角膜组织由五层结构组成,分别是上皮细胞层、前弹力层、基质层、后弹力层和内皮细胞层。角膜上皮层表面有泪膜覆盖。

正常角膜无血管,基质的板层纤维排列整齐,上皮细胞功能良好,内皮细胞有泵的功能,维持角膜基质水的平衡,保持角膜相对脱水状态,维持角膜的透明性,这是角膜光学特性的基础。

角膜的直径:不同年龄人群角膜直径大小存在差异。婴幼儿角膜仍在发育,形态尚不稳定。新生儿的角膜直径为9~10mm,1岁时的角膜直径已接近成人。成人的角膜水平直径平均约为11.5~12mm,垂直直径平均约为10.5~11mm。

角膜的光学特性与角膜的曲率半径有着非常密切的关系。角膜曲率半径直接决定角膜屈光力的大小。角膜实际屈光指数为1.376,而在计算角膜屈光力时$K=1\,000\times(n-1)$/角膜曲率半径r(n为角膜模拟屈光指数,即假设房水和角膜折射率相等,一般取值1.337 5)。6岁之后,角膜屈光指数已基本稳定。根据简化眼的模型,角膜前表面曲率半径约7.8mm,屈光力为+48.8D,后表面曲率半径为6.8mm,屈光力为-5.8D,角膜绝对屈光力为+43.0D,约占眼球总屈光力的70%。人群中角膜的曲率半径因发育等因素导致差异难以避免。因此,角膜的屈光力差异和光学功能差异也很常见。

角膜表面的形态异常也会引起屈光异常,影响视觉质量。如角膜散光、角膜像差等因素会导致视觉质量下降。在白内障手术后,角膜与植入的人工晶状体(intraocular lens,IOL)组成新的透镜组,形成新的屈光系统。角膜与IOL的光学性能的匹配度直接影响患者的术后视觉质量。随着科技的进步,角膜形态和光学功能的检测手段日新月异,我们对角膜光学性能的了解也逐渐深入。

第二节 角膜屈光力在不同人群中的分布

正常人群的角膜屈光力因年龄、性别和人种稍有不同,这主要是由角膜的曲率半径和厚度的差异造成的。目前临床上主要关注年龄差异带来的影响,实际上性别差异也不容忽视。

研究表明,在正常成人中,中国人种的平坦轴角膜屈光力为42.37D±1.17D,陡峭轴角膜屈光力为43.69D±1.37D,中央角膜厚度为548μm±1.37μm;而西方白色人种的平坦轴角膜曲率半径为8.03mm±0.20mm,陡峭轴角膜曲率半径7.87mm±0.22mm,中央角膜厚度为539.6μm±31.9μm。显然其角膜的屈光力差异和散光是客观存在的。同样在儿童中,中国人种的数据依次为43.38D±1.52D、44.79D±1.65D和550.7μm±32.8μm,稍区别于西方白色人种的43.32D±1.23D、43.91D±1.30D和554μm±33μm。

在白内障人群中,不同年龄组患者的角膜屈光力间存在差异。文献报道患者年龄≤6个月时,角膜屈光力平均值为43.71D,角膜屈光力与年龄呈线性负相关。当6个月<患

者年龄 <18 岁时,角膜屈光力平均值为 43.35D,角膜屈光力与未成年患者年龄无明显相关。当患者年龄 ≥40 岁时,角膜屈光力平均为 44.13~44.23D,其中男性为 43.78~43.87D,女性为 44.38~44.56D,女性大于男性,角膜屈光力与患者年龄呈正相关关系。

在最近的一项大样本研究中发现,在高度近视白内障人群中,角膜屈光力平均为 43.80D,显著小于正常眼轴白内障患者(44.19D,P<0.001),其中有 12.7% 的高度近视白内障患者角膜屈光力 <42.00D,该比例明显高于正常眼轴患者(6.0%,P<0.001)。高度近视白内障患者中女性角膜屈光力大于男性,同时角膜屈光力与患者年龄及眼轴均呈正相关关系。

总之,不同人群中角膜屈光力的大小存在差异,尤其是儿童。角膜屈光力的大小不仅影响屈光系统的功能,也对白内障手术后的视觉康复有很大的影响,尤其在人工晶状体屈光力计算的过程中,角膜屈光力作为重要的计算参数,直接决定术后屈光结果,影响预测准确性。因此,正确认识并精准测量角膜屈光力非常重要。

第三节　角膜散光在不同人群中的分布

因角膜的外观呈横椭圆形,水平直径与垂直直径存在差异,必然会导致水平与垂直方向的曲率半径的差异,从而导致不同子午线上角膜屈光力的差异。由于眼球在不同子午线上屈光力不同,平行光线经过该眼球屈光系统后不能形成一个焦点,这种屈光状态称为散光。角膜因不同子午线屈光力差异形成的光学效应称为角膜散光。角膜散光根据两条主子午线的相互位置关系可分为规则角膜散光和不规则角膜散光,规则角膜散光分类见图 2-3-1。

在正常人群(年龄 ≥50 岁)中,角膜散光 >0.75D 眼所占的比例为 48.3%,该比例在男性与女性之间无明显差异。

角膜散光在普通白内障人群中普遍存在,不同年龄组患者的角膜散光状况存在差异。当患者年龄 <18 岁时,角膜散光平均值为 2.03D,有 79% 的患者角膜散光 ≥1.0D,最常见的角膜散光类型为顺规散光,占 71.8%。当患者年龄 ≥40 岁时,角膜散光平均值为 1.00~1.07D,角膜散光在男性患者与女性患者之间无明显差异,其中角膜散光 ≥1.0D 所占的比例为 41.3%~45.45%,角膜散光与患者年龄呈正相关关系。最常见的角膜散光类型为逆规散光,约占 44.09%~58.2%,同

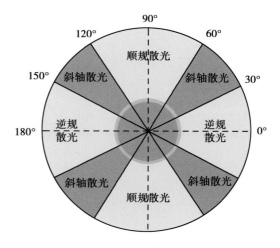

图 2-3-1　规则角膜散光分类图

时随着患者年龄的增长,角膜散光类型由顺规散光向逆规散光转变。

在高度近视白内障患者中,角膜散光平均值为 1.20D,显著大于正常眼轴白内障患者(0.93D,$P<0.001$),其中有 51.4% 的患者角膜散光≥1.00D,该比例显著高于正常眼轴白内障患者(36.0%,$P<0.001$)。高度近视白内障患者中最常见的角膜散光类型为顺规散光,占 42.8%,而逆规散光为正常眼轴白内障患者最常见的角膜散光类型(56.3%)。在高度近视白内障患者中,角膜散光与眼轴无显著相关性。当患者年龄 <50 岁时,角膜散光随年龄的增加而减小($r=-0.129$,$P=0.006$),但当患者年龄≥50 岁时,角膜散光随年龄增加而增大($r=0.13$,$P<0.001$)。同时,随着患者年龄的增长,角膜散光由顺规散光向逆规散光转变。

小　结

由于角膜散光对视觉质量影响明显,目前的矫正方法主要是框架眼镜、接触镜等。而在白内障人群中合并角膜散光的患者比例也相当高,尤其对于合并规则角膜散光的白内障患者,可以通过植入散光矫正型人工晶状体矫正角膜散光,帮助提高术后视力、帮助视觉康复。因此,准确检测角膜散光及轴位对白内障患者的散光矫正有重要的临床意义。

(谭叶辉　黄一诺)

参 考 文 献

1. 刘祖国,林跃生.角膜地形图学.广州:广东科学技术出版社,2001.
2. 谢立信.角膜病图谱.2 版.北京:人民卫生出版社,2017:2.
3. 梅颖,唐志萍.硬性角膜接触镜验配跟我学.2 版.北京:人民卫生出版社,2018:2-3.
4. LIN D,CHEN J,LIU Z,et al. Prevalence of corneal astigmatism and anterior segmental biometry characteristics before surgery in Chinese congenital cataract patients. Sci Rep,2016,6:22092.
5. CUI Y,MENG Q,GUO H,et al. Biometry and corneal astigmatism in cataract surgery candidates from Southern China. J Cataract Refract Surg,2014,40(10):1661-1669.
6. HUANG Q,HUANG Y,LUO Q,et al. Ocular biometric characteristics of cataract patients in western China. BMC Ophthalmol,2018,18(1):99.
7. 杨培增,范先群.眼科学.9 版.北京:人民卫生出版社,2018:222-223.
8. GUAN Z,YUAN F,YUAN YZ,et al. Analysis of corneal astigmatism in cataract surgery candidates at a teaching hospital in Shanghai,China. J Cataract Refract Surg,2012,38(11):1970-1977.
9. HE M,HUANG W,LI Y,et al. Refractive error and biometry in older Chinese adults:The Liwan eye study. Invest Ophthalmol Vis Sci,2009,50(11):5130-5136.
10. CHEN W,ZUO C,CHEN C,et al. Prevalence of corneal astigmatism before cataract surgery in Chinese patients. J Cataract Refract Surg,2013,39(2):188-192.
11. TAN Y,LIU L,LI J,et al. Evaluation of preoperative corneal astigmatism using swept-source optical biometry in Chinese cataract surgery candidates with high myopia:A prospective,comparative observational study. Ann Transl Med,2021,9(8):618.

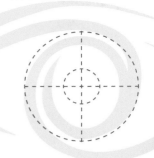

第三章

详解角膜曲率的四维认识

随着光学生物测量设备的应用,眼部生物测量参数的测量广度与精度均有显著提升,人工晶状体(intraocular lens,IOL)屈光力计算的准确性也得到大幅改善。然而,在众多参数中,角膜曲率测算误差仍是术后屈光误差的主要来源之一,尤其是对于合并角膜异常的白内障患者(例如角膜外伤史、圆锥角膜和角膜屈光术后等)。由于技术的原因,检测仪器测量得到的角膜曲率需要转换为角膜屈光力才能代入公式用于计算,而角膜曲率的测量原理、测量范围和转换公式均会影响角膜屈光力计算的准确性。角膜曲率的四维认识包括曲率类型(模拟角膜曲率、角膜净屈光力、全角膜屈光力、等效角膜屈光力)、测量直径、测量区域(区域模式、环模式)、测量原点(角膜顶点、瞳孔中心)四个维度,多维度地评估角膜曲率,选取适宜的角膜屈光力计算方法,将有利于降低角膜曲率测算误差所导致的人工晶状体屈光力的计算误差。

第一节　角膜曲率类型

一、模拟角膜曲率

如果将角膜视为一个没有厚度的折射面,根据高斯光学原理,其近轴光学薄透镜模型有:

$$Sim\,K = \frac{n - n_1}{r_a} \tag{式 3-1-1}$$

其中 Sim K 是模拟角膜曲率(simulated keratometry,Sim K)(图 3-1-1),单位为屈光度(D),n_1 是空气折射率,r_a 是前表面曲率半径,n 是标准角膜折射率,在 Sim K 中,$n = 1.337\,5$,

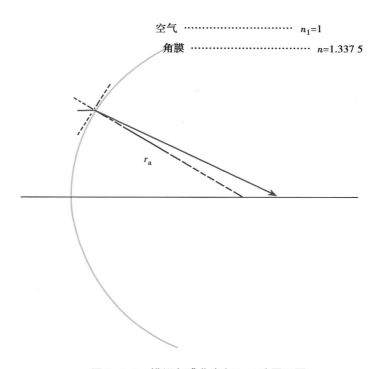

空气 ……………………… $n_1=1$

角膜 ……………………… $n=1.337\ 5$

r_a

图 3-1-1　模拟角膜曲率（Sim K）原理图

Sim K 只考虑角膜的前表面曲率半径，不考虑角膜厚度和后表面曲率
因素对计算的影响。

这一取值同样是基于近轴光学公式（式 3-1-1），最早可以追溯到 19 世纪，经过多次优化
调整，最后 Javal 将其调整为 1.337 5，这样 7.5mm 角膜前表面曲率半径就对应于 45D 的
角膜总屈光力，此后 1.337 5 成为标准角膜折射率并被广泛应用，但 Javal 调整的过程原理
已不可考，2003 年 Haigis 教授经过推算认为，由标准角膜折射率 1.337 5 计算出的实际
上是 Gullstrand 模型眼中角膜的后顶点屈光力，推算过程如下。

在 Gullstrand 模型眼中，角膜前表面曲率半径 r_a=7.7mm，后表面曲率半径 r_p=6.8mm，
角膜厚度 d=500μm，已知空气折射率 n_1=1，角膜实际折射率 n_2=1.376，房水折射率
n_3=1.336，那么角膜前表面屈光力 D_1、后表面屈光力 D_2 可由下式算出：

$$D_1 = \frac{n_2 - n_1}{r_a} = 48.83\text{D}$$

$$D_2 = \frac{n_3 - n_2}{r_p} = -5.88\text{D}$$

根据 Gullstrand 公式，角膜总屈光力 D 为：

$$D = D_1 + D_2 - \frac{d}{n} \times D_1 \times D_2 = 43.05\text{D}$$

角膜后顶点屈光力 D_v 为：

$$D_v = \frac{D}{1 - \frac{d}{n}D_1} = D_2 + \frac{D_1}{1 + \frac{d}{n}D_1} = 43.83D$$

将 D_v 代入式（3-1-1），有：

$$Sim\,K = D_v = 43.83 = \frac{n - n_1}{r_a}$$

$$n = 1.337\,5$$

将标准角膜折射率（$n = 1.337\,5$）、空气折射率及测得的前表面角膜曲率半径 r_a 代入式（3-1-1）计算就能得到 Sim K 值。

Sim K 值使用统一的标准角膜折射率将角膜曲率计测得的角膜前表面曲率半径转换为总角膜屈光力，这一转换过程是建立在 Gullstrand 模型眼假设基础上的，一般需要满足以下三个条件：①角膜前、后表面曲率半径比值恒定，前后表面曲率半径比值 B/F 值 0.82；②角膜厚度恒为 500μm；③角膜前、后表面散光轴位一致。

在普通白内障患者，Sim K 值被广泛地应用于人工晶状体屈光力计算公式中并表现出令人满意的准确性，目前临床上常用的三代、四代基于高斯光学原理的会聚公式在开发时使用的角膜曲率参数都应用 Sim K 值。然而对于合并角膜异常的患者，如角膜屈光术后的患者，其角膜前、后表面曲率半径比值明显偏离于假设恒定值，角膜厚度改变，此时 Sim K 值不能准确反映其角膜屈光力。

随着生物测量技术不断创新，前节光学相干断层扫描技术和旋转 Scheimpflug 照相技术被广泛应用于眼前节分析，使得角膜前后表面曲率半径、角膜厚度测量成为可能，通过这些参数可以更加准确地计算角膜屈光力。

二、角膜净屈光力

角膜净屈光力（true net power，TNP）同样基于高斯近轴光学薄透镜模型，将角膜视为没有厚度的前后两个折射面，纳入角膜前表面曲率半径 r_a、后表面曲率半径 r_p 与真实折射率进行计算，其中空气折射率 $n_1=1$，角膜实际折射率 $n_2=1.376$，房水折射率 $n_3=1.336$（图 3-1-2），计算公式为：

$$TNP = \frac{n_2 - n_1}{r_a} + \frac{n_3 - n_2}{r_p}$$

TNP 主要用于屈光术后的度数计算，如由三位学者共同开发的公式 Hill-Potvin-Shammas 公式就默认匹配的角膜屈光力为角膜顶点 4mm 直径范围、区域模式的 TNP 值，是角膜屈光手术后计算 IOL 屈光力较为精确的方案。

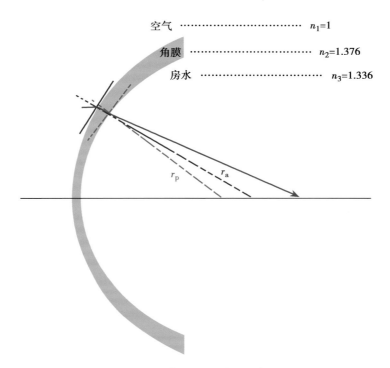

空气 ⋯⋯⋯⋯⋯⋯⋯⋯⋯⋯⋯ $n_1=1$

角膜 ⋯⋯⋯⋯⋯⋯⋯⋯⋯⋯⋯ $n_2=1.376$

房水 ⋯⋯⋯⋯⋯⋯⋯⋯⋯⋯⋯ $n_3=1.336$

图 3-1-2　角膜净屈光力（TNP）原理图

TNP 不仅考虑角膜的前表面曲率半径对屈光力的影响，同时考虑了后表面曲率半径对屈光力的影响，但角膜厚度对屈光力的影响未能计算在内。

三、全角膜屈光力

全角膜屈光力（total corneal refractive power，TCRP）根据 Snell 折射定律，分别计算光线在角膜前表面和后表面折射产生的焦距，然后根据焦距计算角膜屈光力。该方法通过三种介质的真实折射率和角膜厚度，模拟了入射光线在角膜前、后表面每一个折射点的曲折情况，整合计算出 TCRP，这意味着角膜的非球面性也被考虑在内，理论上应该能够更加全面、精确地反映角膜的真实屈光力（图 3-1-3）。

全角膜曲率（total keratometry，TK）是近年来光学生物测量仪 IOL Master 700 的新功能。与 TCRP 值相似，TK 值使用角膜前后表面曲率以及角膜厚度，根据 Snell 折射定律来计算角膜屈光力（图 3-1-4），不同点在于 TK 值所使用的角膜后表面曲率并非实际测量所得，而是由 IOL Master 700 基于远心光学技术及 SS-OCT 技术测得的角膜前表面曲率和角膜厚度，经过拟合得到角膜后表面环面，进而计算该拟合环面曲率所得。在新的 IOL Master 700 的报告中给出了全角膜曲率半径及角膜后表面曲率半径相关数据（图 3-1-5）。

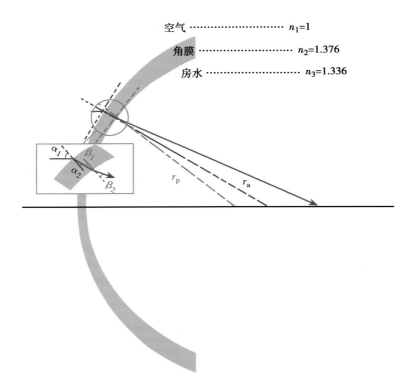

图 3-1-3　全角膜屈光力原理图

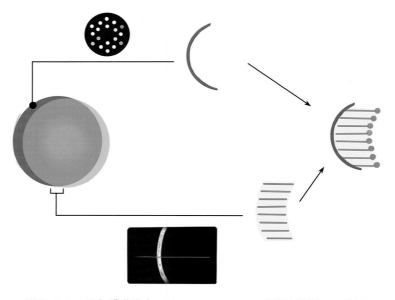

图 3-1-4　总角膜曲率（total keratometry，TK）的计算原理示意图

OD 右				角膜值	OS 左			
				眼睛状态				
LS: **有晶状体**		VS: **玻璃体**			LS: **有晶状体**		VS: **玻璃体**	
Ref: ---		VA: ---			Ref: ---		VA: ---	
LVC: **未治疗**					LVC: **未治疗**			
				角膜值				
SE: **42.64 D**		SD: 0.01 D			SE: **42.73 D**		SD: 0.03 D	
K1: **42.45 D**	@ **51°**	SD: 0.01 D			K1: **42.64 D**	@ **169°**	SD: 0.02 D	
K2: **42.82 D**	@ **141°**	SD: 0.01 D			K2: **42.83 D**	@ **79°**	SD: 0.04 D	
ΔK: **-0.37 D**	@ **51°**				ΔK: **-0.19 D**	@ **169°**		
SE: 42.63 D	ΔK: -0.36 D	@ 50°			SE: 42.76 D	ΔK: -0.23 D	@ 171°	
SE: 42.63 D	ΔK: -0.39 D	@ 51°			SE: 42.72 D	ΔK: -0.19 D	@ 171°	
SE: 42.64 D	ΔK: -0.37 D	@ 51°			SE: 42.71 D	ΔK: -0.16 D	@ 164°	
				Total Keratometry				
TSE: **42.54 D**		SD: 0.06 D			TSE: **42.64 D**		SD: 0.02 D	
TK1: **42.34 D**	@ **68°**	SD: 0.05 D			TK1: **42.64 D**	@ **0°**	SD: 0.02 D	
TK2: **42.73 D**	@ **158°**	SD: 0.07 D			TK2: **42.64 D**	@ **90°**	SD: 0.02 D	
ΔTK: **-0.39 D**	@ **68°**				ΔTK: **---**			
TSE: 42.50 D	ΔTK: -0.44 D	@ 73°			TSE: 42.66 D	ΔTK: ---		
TSE: 42.60 D	ΔTK: -0.42 D	@ 69°			TSE: 42.63 D	ΔTK: ---		
TSE: 42.50 D	ΔTK: -0.33 D	@ 61°			TSE: 42.64 D	ΔTK: ---		
				角膜后表面值				
PSE: **-5.84 D**		SD: 0.06 D			PSE: **-5.85 D**		SD: 0.02 D	
PK1: **-5.72 D**	@ **18°**	SD: 0.08 D			PK1: **-5.74 D**	@ **174°**	SD: 0.03 D	
PK2: **-5.97 D**	@ **108°**	SD: 0.06 D			PK2: **-5.97 D**	@ **84°**	SD: 0.01 D	
ΔPK: **-0.25 D**	@ **108°**				ΔPK: **-0.23 D**	@ **84°**		
PSE: -5.87 D	ΔPK: -0.33 D	@ 104°			PSE: -5.87 D	ΔPK: -0.20 D	@ 80°	
PSE: -5.77 D	ΔPK: -0.27 D	@ 107°			PSE: -5.85 D	ΔPK: -0.24 D	@ 87°	
PSE: -5.89 D	ΔPK: -0.16 D	@ 118°			PSE: -5.83 D	ΔPK: -0.25 D	@ 85°	
				其他数值				
中央角膜厚度: **602** μm		SD: **3** μm			中央角膜厚度: **620** μm		SD: **3** μm	
WTW: 11.8 mm		Ix: +0.2 mm	Iy: +0.3 mm		WTW: 11.7 mm		Ix: -0.2 mm	Iy: +0.1 mm
P: 2.8 mm		CW 弦: 0.4 mm @ 326°			P: 3.0 mm		CW 弦: 0.1 mm @ 156°	

(!) 临界状态的值　　　　　　　　(*) 数值被手动编辑　　　　　　　　--- 无测量值

图 3-1-5　光学生物测量仪 IOL Master 700 报告中角膜数据

四、等效屈光力

等效角膜屈光力（equivalent K reading，EKR）是 Holladay 教授基于 Pentacam 平台开发的角膜曲率计算方法，该算法将角膜前、后表面曲率，角膜、房水真实屈光指数代入 Snell 折射定律计算，同时纳入考虑了角膜的非球面性。在此基础上，由于使用 Gullstrand 模型眼的角膜模拟屈光指数对算法进行了优化调整，EKR 值能够直接代入基于 Sim K 的常规 IOL 公式进行计算。此外，为了应对角膜形态不规则的情况，Holladay 教授进一步提出了 EKR65，即分析区域内各数据点曲率频数分布图中间 65% 数据点的角膜曲率值，以排除两端 35% 极端曲率带来的影响。

第二节   角膜曲率测量直径

不同曲率测量设备所显示角膜曲率的范围不同,如自动角膜曲率计测量直径为 3mm;IOL Master 测量直径为 2.5mm;Lenstar 900 测量直径为 2.3mm。角膜曲率的范围不同对于准分子激光原位角膜磨镶术(laser-assisted in situ keratomileusis,LASIK)手术术后曲率测量或圆锥角膜等不规则形态的角膜曲率数值选择至关重要,如 LASIK 术后角膜曲率若采用上述 3mm 直径范围的环模式进行测量,则没有关于环中心角膜的信息,激光切削后最平坦部分可能位于中央角膜的 1~1.5mm 内,这样的角膜屈光力读数应用于 IOL 屈光力计算会导致术后的远视性屈光意外。全景角膜断层照相测量设备可提供任意范围曲率,1~8mm 角膜直径范围任意可选,应结合患者需求具体考虑(图 3-2-1、图 3-2-2)。

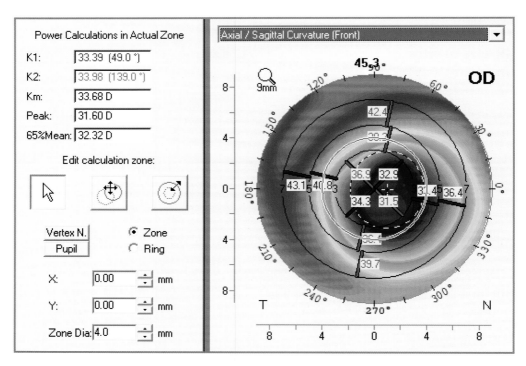

图 3-2-1   直径 4mm 的区域范围的曲率

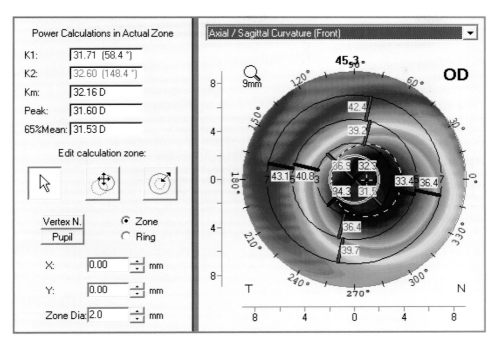

图 3-2-2　直径 2mm 的区域范围的曲率

第三节　角膜曲率测量范围

传统的角膜曲率仪,甚至部分光学生物测量仪测量的角膜曲率,通常只是角膜 2.5~3mm 范围内有限的测量点的曲率半径。而先进的断层照相测量仪不仅可以测量角膜后表面的信息,还可以测量角膜不同直径范围内所有检查点角膜屈光信息(区域模式, zone)和在此范围内的环形区域的屈光信息(环模式,ring)。

一、区域模式

角膜形态不规则时测量的稳定性和代表性更好,更能反映角膜特定范围整体屈光力(图 3-3-1)。

二、环模式

传统计算模式,计算某环上数据点的曲率。受角膜局部形态变异影响,推荐用于规则角膜(图 3-3-2)。

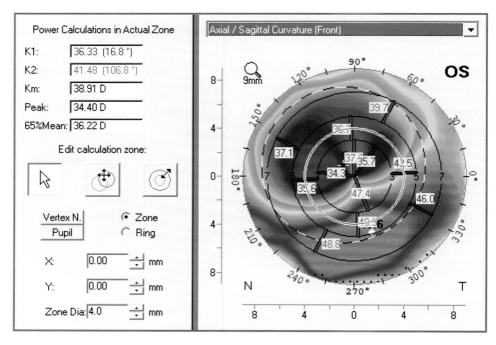

图 3-3-1　直径 4mm 的区域范围的曲率

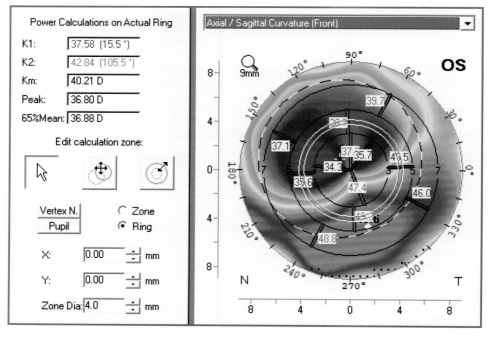

图 3-3-2　直径 4mm 环的曲率

第四节　角膜曲率原点

　　角膜曲率测量值的计算根据测量原点的不同可以分为两种模式:基于角膜顶点的 Apex 模式(新版软件平台为 vertex N)和基于瞳孔中心为原点的 pupil 模式。

　　近年来,kappa 角对白内障患者视觉质量的影响备受关注。kappa 角定义为视轴(线)与瞳孔轴之间的角距(图 3-4-1)。在进行角膜曲率的测算时,同样要考虑到 kappa 角对角膜曲率数值的影响,根据需要选择不同原点进行包括以瞳孔中心(pupil center)为原点的曲率计算;或以角膜顶点(apex/vertex N)为原点的曲率计算。常规患者或角膜形态规则的患者检查常默认以角膜顶点为原点。特殊患者根据角膜形态的变化应个性化选择,如大 kappa 角、偏心切削、角膜形态不规则的患者,建议以瞳孔中心为原点(图 3-4-2)。

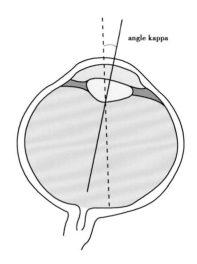

图 3-4-1　kappa 角示意图

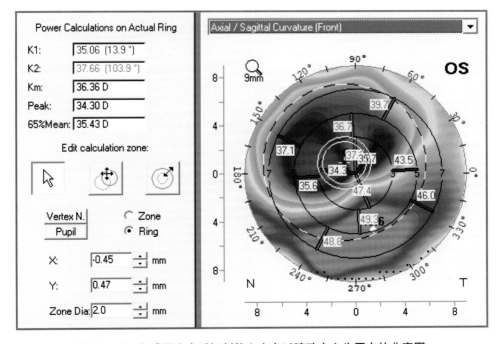

图 3-4-2　角膜屈光术后切削偏心患者以瞳孔中心为原点的曲率图

小　结

得益于基础科学的发展，角膜曲率测量设备不断更新迭代，我们得以从曲率类型、测量直径、测量区域、测量原点四个维度来全面认识角膜的整体光学特性。对于合并角膜异常的白内障患者，个性化地选取适宜的角膜曲率参数用于人工晶状体屈光力计算公式，能够提高计算准确性，降低术后屈光误差。

（丁瑀洁　黄一诺　李剑冰　许焱鑫）

参 考 文 献

1. OLSEN T. Calculation of intraocular lens power：A review. Acta Ophthalmol Scand，2007，85（5）：472-485.
2. GOBBI PG，CARONES F，BRANCATO R. Keratometric index，videokeratography，and refractive surgery. J Cataract Refr Surg，1998，24（2）：202-211.
3. HAIGIS W. Corneal power after refractive surgery for myopia：Contact lens method. J Cataract Refr Surg，2003，29（7）：1397-1411.
4. CAMELLIN M，SAVINI G，HOFFER KJ，et al. Scheimpflug camera measurement of anterior and posterior corneal curvature in eyes with previous radial keratotomy. J Refract Surg，2012，28（4）：275-279.
5. WANG L，KOCH DD. Intraocular lens power calculations in eyes with previous corneal refractive surgery：Review and expert opinion. Ophthalmology，2021，128（11）：121-131.
6. SAVINI G，HOFFER KJ，LOMORIELLO DS，et al. Simulated keratometry versus total corneal power by ray tracing：A comparison in prediction accuracy of intraocular lens power. Cornea，2017，36（11）：1368-1372.
7. SAVINI G，HOFFER KJ，CARBONELLI M，et al. Scheimpflug analysis of corneal power changes after myopic excimer laser surgery. J Cataract Refract Surg，2013，39（4）：605-610.

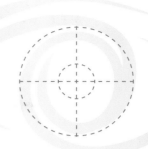

第四章

角膜曲率与人工晶状体屈光力计算

在眼屈光系统中,角膜是眼球前部的横椭圆形凸透镜,其绝对屈光力为 +43.0D,约占眼球总屈光力的 70%,是眼屈光系统的重要组成部分,更是人工晶状体屈光力计算的重要参数及主要误差来源之一。虽然在过去的几十年中眼部生物测量设备的不断更新、IOL 屈光力计算公式不断开发与改良,白内障术后屈光误差在 ±0.50D 以上的比例仍然占 10%~20%。特别是随着光学生物测量技术的应用,各种新型光学测量设备的临床应用,因眼轴测量误差导致的屈光结果误差所占比例有了明显减少,相反因角膜曲率检查存在设备层次的不同、原理的差异,导致临床上因角膜曲率测量所致的误差比例相对增加,甚至有学者认为角膜屈光力检测是眼部生物测量的短板。目前根据计算公式的原理可以将 IOL 计算公式分为以下几类:回归公式,高斯光学公式,光线追踪公式和人工智能公式,而角膜屈光力是所有 IOL 屈光力计算都需要用到的重要参数。因此角膜曲率的测量,对 IOL 屈光力计算的准确性具有重要的意义。角膜断层摄像图片技术为我们从不同角度理解和计算角膜屈光力提供了新的视角和见解。

第一节　模拟角膜曲率与人工晶状体屈光力计算

根据标准角膜折射率(1.337 5),我们可以由角膜前表面曲率计算得到角膜前、后表面屈光力的总和,即模拟角膜曲率(simulated keratometry,Sim K),无论是早期的手动角膜曲率计,还是光学测量仪 IOL Master 500/700、Lenstar 900、AL-Scan、OA-2000、Pentacam,均能提供 Sim K 值。现在常用的回归公式、高斯光学公式、人工智能公式均代入 Sim K 值计算 IOL 屈光力(表 4-1-1)。

表 4-1-1　人工晶状体计算公式原理

原理	IOL 公式	角膜曲率类型
回归公式	SRK、SRK Ⅱ	Sim K
高斯光学公式	SRK/T、Holladay 1、Hoffer Q、Haigis、Holladay 2、Barrett Universal Ⅱ	Sim K
人工智能公式	Hill-RBF、Ladas、Kane	Sim K

既往研究证实大部分不合并角膜异常的人群中角膜前、后表面曲率具有高度相关性,因此可以使用标准角膜折射率 1.337 5 代入计算模拟角膜屈光力。Sim K 是目前应用最为广泛的角膜曲率类型,大多数的 IOL 屈光力计算公式的开发都是基于 Sim K 来开展的。通过多年来不断优化 A 常数和 IOL 公式,标准角膜折射率偏离于真实值所造成的计算误差已被大部分消除,也就是说,现有的 A 常数以及 IOL 公式与基于标准角膜折射率的 Sim K 值是高度适配的,将 1.337 5 以外的角膜折射率直接代入计算 K 值并用于 IOL 屈光力计算可能会产生额外的误差。而对于角膜屈光手术后或角膜异常的患者,由于标准角膜折射率的前提条件不再成立,Sim K 值无法准确反映真实角膜屈光力。例如,在放射状角膜切开术(radial keratotomy,RK)后的患者,由于角膜前、后表面曲率比值(B/F ratio)升高,Sim K 值较真实角膜屈光力小,而在 LASIK 术后患者,B/F 值降低,Sim K 值较真实角膜屈光力大,此时不应选取 Sim K 来计算此类患者的 IOL 屈光力。因此,在这些患者中应用 Sim K 计算 IOL 屈光力就容易产生误差。

第二节　全角膜屈光力与人工晶状体屈光力计算

全角膜屈光力(total corneal refractive power,TCRP)是根据空气(n=1)、角膜(n=1.376)和房水(n=1.336)的实际折射率结合 Snell 光学折射定律计算得出的。计算 TCRP 时,令入射平行光线通过前后角膜表面,根据 Snell 折射定律计算光线分别在角膜前表面和后表面折射产生的焦距,然后根据测得的焦距计算角膜屈光力。该方法通过三种介质的真实折射率和角膜厚度,模拟了入射光线在角膜前、后表面每一个折射点的曲折情况,整合计算出 TCRP,这意味着角膜的非球面性也被考虑在内,理论上应该能够更加精确地反映角膜的真实屈光力。但值得注意的是,由于 TCRP 使用了真实折射率而非标准角膜折射率,不能将其直接用于上述基于 Sim K 值的 IOL 屈光力计算公式。目前一些临床研究试图明确 TCRP 的适用人群以及应用方法以个性化地提高 IOL 屈光力的计算准确性。

一、常规人工晶状体屈光力计算

Savini 等人进行了一项前瞻性研究,纳入 41 名普通白内障患者(排除了角膜异常的患者),纳入该研究的患者平均眼轴长度为 23.89mm(范围为 22.07~25.56mm),将不同计算方法的角膜屈光力(Sim K,TCRP,角膜真实净屈光力,等效角膜屈光力)代入高斯光学 IOL 计算公式(Hoffer Q,Holladay,SRK/T)计算并对比预测准确性。结果表明对于普通白内障患者,每一款公式代入不同计算方法的角膜屈光力得到的绝对误差间没有统计学差异。单就中位绝对误差(median absolute error,MedAE)数值高低而言,相较于代入其他角膜屈光力,代入 3mm 范围的等效角膜屈光力(equivalent K reading,EKR)的 Hoffer Q 公式(0.18D)和 Holladay 1 公式(0.17D),代入 2.0mm 环范围 TCRP 的 SRK/T 公式(0.18D)得到的 MedAE 最小。这一研究提示我们,对于普通白内障患者,使用 TCRP 计算时选择将 2.0mm 环范围 TCRP 代入 SRK/T 公式计算更可能获得准确的预测结果。然而,由于没有专门对 TCRP 进行公式常数的优化数据,因此与 Sim K 相比,TCRP 应用在普通白内障人群的 IOL 屈光力计算中不占优势。

二、角膜屈光手术后人工晶状体屈光力计算

如前所述,对于角膜屈光手术后的患者,仅根据角膜前表面曲率无法准确计算总角膜屈光力。既往的研究中,对于单一公式的计算比较,TCRP 的应用均提升了 IOL 计算的准确性。如 Nobuyuki Shoji 等人研究不同角膜曲率对于接受准分子激光治疗性角膜切削术(phototherapeutic keratectomy,PTK)患者 IOL 计算的影响,利用 SRK/T 公式计算 IOL 度数,发现 TCRP 3mm 组的预测误差明显低于 Sim K 和 TNP 组。Sang Min Nam 的研究表明对于准分子激光术后的患者,TCRP 4mm 应用于 Holladay 2 公式的 IOL 计算结果相较于 ERK 和 Sim K 更为准确。虽然没有明确说明屈光手术的方式,但 Tae-Young Chung 等人的研究表明对于角膜屈光手术的患者,Haigis-L(Sim K,MAE:−0.25 ± 0.59)、Barrett True-K(无病史)(Sim K,MAE:0.00 ± 0.88)、Haigis(TCRP 4mm,MAE:0.00 ± 1.09)和 Haigis(TRP 4mm,MAE:0.03 ± 1.25)是四种最准确的角膜屈光力调整和公式组合。过往的研究结果提示我们在运用不同角膜曲率计算 IOL 屈光力时还应该考虑不同公式带来的影响。对于角膜屈光手术后的患者,应用 TCRP 进行计算可以得到更为精准的 IOL 度数。

三、散光矫正型人工晶状体屈光力计算

角膜厚度、前表面曲率和后表面曲率都会导致全角膜散光。散光的精确测量是影响屈光手术矫正和白内障手术(例如,在植入人工晶状体之前)结果的关键因素之一。仅使用前表面角膜曲率测量的设备,例如角膜曲率计和自动角膜曲率计,在计算角膜曲率时忽略了包括角膜厚度和后表面曲率对角膜散光的影响,因而不能有效地测量全角膜散光。目前研究表明,对于散光矫正型 IOL 的计算,仅考虑前表面曲率的测量方法不同程度地低估了散光度数的大小导致预测误差增加,使用 TCRP 进行计算可以降低 IOL 计算的预测误差。

四、角膜内皮移植术后患者的人工晶状体屈光力计算

Lars Zumhagen 等人研究发现角膜内皮移植术后角膜后表面曲率的显著变化,TCRP 降低约 1D,而 Sim K 值几乎保持不变。因而对于角膜内皮植入术后患者,在计算 IOL 时更应该考虑角膜后表面曲率对角膜曲率的影响,使用优化的 TCRP 来计算 IOL 以期得到更准确的结果。

综上,对于角膜后表面曲率明显变化的患者,如角膜屈光手术后、角膜内皮移植术后等,应用 TCRP 进行 IOL 屈光力计算可以得到更为准确的结果。

第三节   角膜净屈光力与人工晶状体屈光力计算公式

相较于 Sim K,采用测量的角膜后表面曲率和真实的屈光介质折射率是角膜净屈光力(true net power,TNP)的优势所在,对于曾接受角膜屈光手术的患者,在角膜厚度变薄、前、后表面曲率比值改变的情况下,TNP 比 Sim K 更为准确,而高斯光学作为理想光学系统具有约定的前提条件,这又使 TNP 理论上未能比 TCRP 更准确地计算角膜屈光术后患者的角膜屈光力以及普通人群的周边角膜屈光力。

既往研究发现,使用 Pentacam 测量普通人群角膜屈光力,TNP 显著低于 Sim K,平均差值 1.25D,因而不能将 TNP 直接代入基于 Sim K 的 IOL 屈光力计算公式为普通白内障患者计算 IOL 屈光力。另有研究评估 Pentacam 测量近视患者准分子激光屈光性角膜切削术(photorefractive keratectomy,PRK)或准分子激光原位角膜磨镶术(laser in situ keratomileusis,LASIK)术后的角膜屈光力变化的准确性,发现 TNP 明显较 Sim K 更为准确,但依然低估了角膜屈光力减少的程度(平均差值 0.29D),而 3.0mm 环 TCRP 与 2.0mm 区域 TCRP 表现出更高的准确性。与评估 Pentacam 对于近视患者小切口飞秒激光基质透镜切除术(small incision lenticule extraction,SMILE)术后角膜屈光力变化的测量准确性的研究结论一致,在三种角膜屈光力计算方法中,准确性由高到低依次为 TCRP、TNP、Sim K。在为 PRK、准分子激光上皮瓣下角膜磨镶术(laser epithelial keratomileusis,LASEK)或 LASIK 术后患者计算 IOL 屈光力时,代入 TNP 计算的准确性优于 EKR,但低于金标准临床病史调查法(clinical history method,CHM),差异有统计学意义,但依然获得了较好的准确性,因此,对于无法获得角膜屈光术前资料的患者,相较于 EKR,选择 TNP 进行 IOL 屈光力计算可以获得更好的预测准确性。另外,在运用不同角膜曲率计算 IOL 屈光力时还应该考虑不同公式带来的影响。Potvin 和 Hill 教授发现,LASIK 术后的患者使用以角膜顶点为中心,4mm 区域范围内的 TNP 值,带入 Shammas 公式计算所得的 IOL 屈光度最为准确。

第四节 等效角膜屈光力与人工晶状体屈光力计算

类似于 TCRP,等效角膜屈光力(equivalent K reading,EKR)以 Snell 折射定律为基础并同时纳入了角膜前、后表面曲率,角膜、房水真实折射率和角膜非球面性,经过标准角膜折射率优化调整而能够直接代入基于 Sim K 的常规 IOL 公式进行计算,其中 3mm 直径范围内 ERK 用于 Hoffer Q 和 Holladay 1 公式中的准确性与 Sim K 值应用于 Hoffer Q、Holladay 1 和 SRK/T 公式中的准确性相当,此外,为了应对角膜形态不规则的情况,Holladay 教授进一步提出了 EKR65 以排除两端 35% 极端曲率带来的影响。

尽管 EKR 也可以应用于常规白内障患者的 IOL 屈光力计算,然而 Holladay 教授更推荐将 ERK 用于不规则角膜散光或者角膜屈光术后的患者。一项研究发现在角膜内皮移植术(Descemet's stripping automated endothelial keratoplasty,DSAEK)后患者中,应用 ERK(4mm 直径范围)进行 IOL 屈光力计算较 Sim K 更为准确。而对于角膜手术、角膜屈光术后及合并角膜异常(如圆锥角膜)导致角膜形态不规则的患者,Holladay 教授提出使用 EKR65 计算可以排除极值对计算结果的影响。

第五节 全角膜曲率与人工晶状体屈光力计算

一、全角膜曲率与其他类型角膜曲率值的一致性

全角膜曲率(total keratometry,TK)与传统的角膜曲率测量数据 Sim K 兼容,可将 TK 值应用在经典的 IOL 计算公式中(Hoffer Q、SRK/T、Holladay 1、Holladay 2、Haigis),并且可以使用现有的优化 IOL 常数(表 4-5-1)。然而对于已考虑了角膜后表面散光的 IOL 计算公式,例如 Barrett Toric 计算器中 TK 值的应用会导致后表面散光过校正。

表 4-5-1 人工晶状体计算公式与角膜曲率类型

	公式	K/TK
常规公式	Hoffer Q	K/TK
	SRK/T	K/TK
	Holladay 1	K/TK
	Holladay 2	K/TK
	Haigis	K/TK
	Barrett Universal II	K
	Barrett Universal TK II	TK

	公式	K/TK
散光 IOL 计算公式	Haigis-T	K/TK
	Barrett Toric	K
	Barrett TK Toric	TK
屈光术后 IOL 计算公式	Haigis	TK
	Haigis-L	K
	Barrett Ture-K	K
	Barrett Ture-K（TK）	TK
	Holladay Double K	TK

续表

现有研究表明 IOL Master 700 测量得出的 TK 值重复性高可用于临床。在角膜散光不超过 3.0D 的人群中，将 IOL Master 700 检测获得的 Sim K、TK 与 Pentacam 检测获得的 Sim K、TNP、TCRP 相比较，除 TCRP 外其余类型的角膜曲率值均可互换。然而不论是在常规白内障术前患者还是准分子激光手术后的患者中，TK 计算得出的角膜散光与 Pentacam 检测的总角膜散光间的差异均具有统计学意义，因此两仪器间的散光值不能互换。

二、全角膜曲率的应用

常规 IOL 屈光力计算公式（包括 Hoffer Q、SRK/T、Holladay 1、Holladay 2、Haigis、Barrett Universal Ⅱ、Barrett TK Universal Ⅱ）与传统 K 值相比较，TK 用于 IOL 的计算可以获得更好的屈光结果，TK 计算所得的平均绝对误差（mean absolute error，MAE）和 MedAE 均有降低的趋势。通过常数优化后发现，K 和 TK 可以用相同的 IOL 常数进行计算。

散光 IOL 屈光力计算公式：在常规的散光 IOL 度数计算中，与传统 K 值相比，TK 值计算并不能显著降低术后预测误差。但当后表面角膜散光大于 0.8D 时，Barrett TK Toric 计算可以明显提高 IOL 屈光度计算的准确性。

屈光术后患者 IOL 屈光力的计算：在近视屈光手术后、远视屈光手术后及 RK 的患者中，TK 与 Haigis 公式组合在屈光预测中的性能与 Haigis-L 和 Barrett True-K 相当。其中 Barrett True K（TK）较众多公式［包括 Haigis、Haigis-L、Barrett Ture-K、Haigis-TK、Shammas、Holladay Double K（TK）］及 ASCRS（美国白内障和屈光手术学会）网站平均值准确。

小　　结

随着 IOL 屈光力计算公式不断更新及改进，目前临床上广泛应用的是基于高斯光学原理的会聚公式及基于大数据的人工智能公式代替传统的回归公式。随着角膜曲率测量准确性的不断提高，基于不同曲率类型、不同范围、不同直径和基于角膜曲率测量的不同原点的角膜屈光力的差异，将越来越受到广大临床眼科医生的重视，必将提高 IOL 屈光力计算的准确性，减少白内障术后屈光误差。因此从四维角度选择合适的角膜曲率类型及相应的 IOL 屈光力计算公式是更进一步实现精准 IOL 屈光力计算的基础。

（秦颖嫣　李　祯　丁瑀洁）

参 考 文 献

1. SAVINI G, BARBONI P, CARBONELLI M, et al. Comparison of methods to measure corneal power for intraocular lens power calculation using a rotating Scheimpflug camera. J Cataract Refract Surg, 2013, 39(4):598-604.

2. YONEYAMA R, KAMIYA K, IIJIMA K, et al. Predictability of intraocular lens power calculation in eyes after phototherapeutic keratectomy. Jpn J Ophthalmol, 2020, 64(1):62-67.

3. SEO KY, IM CY, YANG H, et al. New equivalent keratometry reading calculation with a rotating Scheimpflug camera for intraocular lens power calculation after myopic corneal surgery. J Cataract Refract Surg, 2014, 40(11):1834-1842.

4. CHO K, LIM DH, YANG CM, et al. Comparison of intraocular lens power calculation methods following myopic laser refractive surgery: New options using a rotating Scheimpflug camera. Korean J Ophthalmol, 2018, 32(6):497-505.

5. ZHENG T, XU J, LU Y. Comparison of the accuracy of four Pentacam corneal astigmatism values in non-toric pseudophakic eyes. Graefes Arch Clin Exp Ophthalmol, 2020, 258(4):795-803.

6. KERN C, EL KAISSI L, KORTUEM K, et al. Comparing refractive outcomes of a standard industry toric IOL calculator using anterior corneal astigmatism and total corneal refractive power. Graefes Arch Clin Exp Ophthalmol, 2020, 258(2):345-350.

7. DAVISON JA, POTVIN R. Refractive cylinder outcomes after calculating toric intraocular lens cylinder power using total corneal refractive power. Clin Ophthalmol, 2015, 9:1511-1517.

8. ALNAWAISEH M, ROSENTRETER A, ETER N, et al. Changes in corneal refractive power for patients with fuchs endothelial dystrophy after DMEK. Cornea, 2016, 35(8):1073-1077.

9. QIAN Y, LIU Y, ZHOU X, et al. Comparison of corneal power and astigmatism between simulated keratometry, true net power, and total corneal refractive power before and after SMILE surgery. J Ophthalmol, 2017, 2017:9659481.

10. SAVINI G, BARBONI P, CARBONELLI M, et al. Agreement between Pentacam and videokeratography in corneal power assessment. J Refract Surg, 2009, 25(6):534-538.

11. SAVINI G, HOFFER KJ, CARBONELLI M, et al. Scheimpflug analysis of corneal power changes after myopic excimer laser surgery. J Cataract Refract Surg, 2013, 39(4):605-610.

12. FRINGS A, HOLD V, STEINWENDER G, et al. Use of true net power in intraocular lens power calculations in eyes with prior myopic laser refractive surgery. Int Ophthalmol, 2014, 34(5): 1091-1096.

13. POTVIN R, HILL W. New algorithm for intraocular lens power calculations after myopic laser in situ

keratomileusis based on rotating Scheimpflug camera data. J Cataract Refract Surg,2015,41（2）: 339-347.

14. XU K,QI H,PENG R,et al. Keratometric measurements and IOL calculations in pseudophakic post-DSAEK patients. BMC Ophthalmol,2018,18（1）:268.

15. SHAJARI M,SONNTAG R,RAMSAUER M,et al. Evaluation of total corneal power measurements with a new optical biometer. J Cataract Refract Surg,2020,46（5）:675-681.

16. SAVINI G,TARONI L,SCHIANO-LOMORIELLO D,et al. Repeatability of total keratometry and standard keratometry by the IOL Master 700 and comparison to total corneal astigmatism by Scheimpflug imaging. Eye,2021,35（1）:307-315.

17. FABIAN E,WEHNER W. Prediction accuracy of total keratometry compared to standard keratometry using different intraocular lens power formulas. J Refract Surg,2019,35（6）:362-368.

18. LEVRON A,EL CHEHAB H,AGARD E,et al. Impact of measured total keratometry versus anterior keratometry on the refractive outcomes of the AT TORBI 709-MP toric intraocular lens. Graefes Arch Clin Exp Ophthalmol,2021,259（5）:1199-1207.

19. REITBLAT O,LEVY A,MEGIDDO BARNIR E,et al. Toric IOL calculation in eyes with high posterior corneal astigmatism. J Refract Surg,2020,36（12）:820-825.

20. WANG L,SPEKTOR T,DE SOUZA RG,et al. Evaluation of total keratometry and its accuracy for intraocular lens power calculation in eyes after corneal refractive surgery. J Cataract Refract Surg, 2019,45（10）:1416-1421.

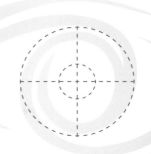

第五章

基于断层摄像的角膜地形图测量原理及参数解析 （以 Pentacam 为例）

随着光学测量技术的不断进步，眼科影像学检查方法也在不断进展。目前临床上主流的角膜地形图的测量方法主要有以下几种：①基于 Placido 盘镜面反射的测量技术；②基于彩色 LED 灯镜面反射的测量技术；③基于光学相干断层扫描（optical coherence tomography，OCT）成像原理的测量技术。近些年来还出现了一种新型角膜地形图测量方法：基于 Scheimpflug 相机的测量技术。该技术和前段 OCT 技术均可充分获得角膜前、后表面的信息数据，进而更加客观和精准地描述角膜的屈光状态。在人工晶状体屈光力计算领域，从断层角膜地形图获得的角膜屈光力信息可以弥补角膜曲率检查的短板，有利于人工晶状体屈光力精准计算，减少术后误差。

目前基于 Scheimpflug 照相原理进行角膜断层测量的设备有很多，其检测原理类似，这里以 Pentacam 为例进行简要说明。

第一节　Pentacam 测量原理

Pentacam 是一种新型的全景生物测量仪，它由负责眼前段照相的 Scheimpflug 技术和负责眼轴测量的部分光学相干（partial coherence interferometry，PCI）技术两大部分组成。

Scheimpflug 技术运用中央摄像机和旋转相机来准确获取眼前节断层图像（图 5-1-1）。当患者注视中心点光源时，Scheimpflug 的旋转相机开始进行 360° 匀速旋转扫描，在 1~2 秒内拍摄 25/50/100 张眼前节高清断层图像（图 5-1-2），分析高达 25 000 或 138 000 个数据点。而 Scheimpflug 中央相机将用于监控注视和测量虹膜及瞳孔，实现三维眼位监控。与此同时 Pentacam 的软件将利用旋转相机与中央相机采集的角膜前后表

面、虹膜及晶状体前表面的定位信息，以角膜顶点
为中心（0,0,0）重建三维立体眼前节结构，获取
角膜、前房、晶状体等丰富信息（图 5-1-3）。

　　在眼轴测量方面，Pentacam 采用了 880nm 波
长相干光的 PCI 技术，可以在非接触条件下测量
眼轴长度。与此同时，Pentacam 独有的三维眼位
监控技术可以保证在测量过程中实时监测患者眼
位变化，确保光学测量的方向与眼轴方向保持一
致，达到精准测量的目的。

　　除了通过三维重建技术为医生提供详细而丰

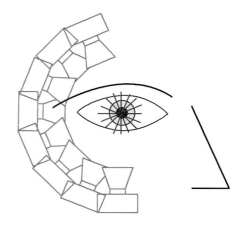

图 5-1-1　Scheimpflug 技术示意图

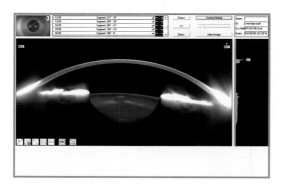

图 5-1-2　单张眼前节高清断层图像

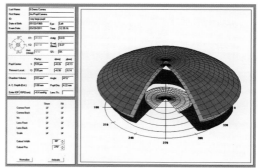

图 5-1-3　三维重建示意图

富的角膜曲率及多维屈光力数据之外，Pentacam 独特的三维眼位追踪技术还可以提高角
膜厚度、前房深度以及 PCI 眼轴测量的精度。

　　在采集各项眼部生物学参数后，Pentacam 系统还会使用 QS（quality specification，质
量监控）评价数据采集质量，确保数据采集的可靠性。评价内容包括图像覆盖的总面积、
数据的有效性、对准定位和潜在的眼动误差等。

第二节　Pentacam 在白内障应用界面介绍

一、Pentacam Cataract Pre-OP 晶状体优选报告参数解读

　　以图 5-2-1 为例，这一界面由三幅角膜生物参数图、Scheimpflug 图像和一个数据框
组成。左上是使用角膜前表面曲率半径和角膜标准折射率（$n=1.337\ 5$）计算得到的轴向

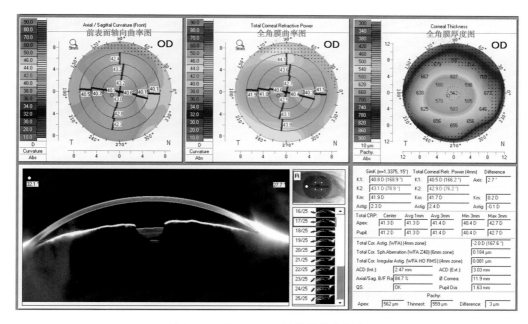

图 5-2-1　Pentacam 晶状体优选报告

屈光力地形图，可以用来分析角膜前表面屈光力的分布情况、角膜散光的形态及规则性等。中间的地形图显示全角膜曲率图（$n_{角膜}$=1.376，$n_{房水}$=1.336），其计算采用光路追踪法，考虑了角膜前后表面曲率、角膜厚度、真实的角膜折射率及角膜的非球面性等因素，全角膜屈光力可用于角膜后表面异常、角膜形态异常患者的人工晶状体屈光力计算，如：不规则散光患者、LASIK 术后或角膜移植术后患者等。全角膜屈光力图可以用来分析角膜屈光力的分布情况、全角膜散光的形态及规则性等。右上是全角膜厚度图，可以提供主切口和侧切口位置的角膜厚度，还可用于测量角膜内皮异常、角膜水肿患者的角膜厚度等。左下是 Scheimpflug 图像，显示了眼前节 360°任意方位的结构、形态、前房深度和房角情况、晶状体混浊程度等信息。

二、屈光力分布图解读

（一）报告解读

屈光力分布图报告（power distribution report）（图 5-2-2）可提供患者不同直径范围、不同类型的角膜屈光力（Sim K/TNP/TCRP），并且可个性化设置曲率计算中心及区域。在计算一些特殊患者（不规则散光/大 kappa 角/角膜屈光术后）时，屈光力分布图以四维角膜屈光力为载体，为个性化计算这些特殊患者的术前曲率提供便利。

（二）四维角膜屈光力的个性化设置

　　在屈光力分布图中,医生可根据患者情况在白内障术前个性化地设置四维角膜屈光力进行计算。如图 5-2-3 所示,屈光力分布图上方数值区显示的是不同光学直径、不同类型、不同原点和不同范围下对应的角膜曲率值及屈光力情况。

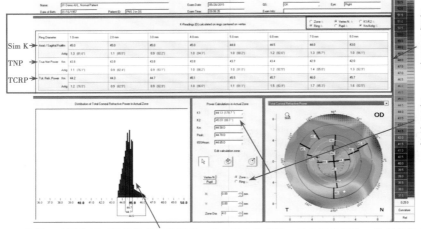

此时显示的是以角膜顶点为计算原点,1~8mm直径环上不同曲率类型的曲率值和散光值

此处可设置分析区域和计算原点,分析所得数值显示在上方箭头处

此处显示了分析区域的曲率离散程度。横坐标为曲率值,纵坐标为频数,曲率越集中说明分析区域的角膜形态越规则

图 5-2-2　屈光力分布图报告

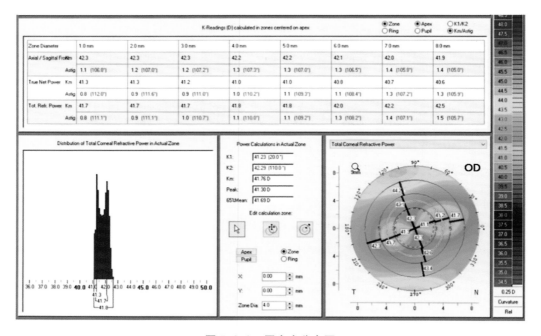

图 5-2-3　屈光力分布图

图 5-2-3 示例，该表格展示的为区域分析模式下不同分析范围所对应的平均角膜曲率（mean keratometry，Km）及散光值（astig），参考中心为角膜顶点。该表格行标题显示的是角膜分析范围，分别对应 1~8mm 直径。列标题显示内容依次为：模拟角膜曲率 Sim K、净屈光力以及全角膜屈光力。值得注意的是，角膜屈光力的计算存在多种方法，不同方法之间的计算结果存在一定的差异，并可能会对人工晶状体计算产生影响。例如，角膜净屈光力考虑了角膜后表面曲率的影响，但未考虑角膜厚度的影响；而全角膜屈光力则同时考虑了角膜后表面曲率与角膜厚度的影响。医生需要根据患者的实际情况选择合适的角膜屈光力计算方法。

该分析界面提供了多种个性化模式设置方案，包括：

区域（zone）/ 环（ring）模式：角膜形态不规则时建议设置为区域模式。

角膜顶点（apex）/ 瞳孔（pupil）模式：即选择角膜顶点或瞳孔中心为参考中心。常规患者通常选择角膜顶点模式，特殊患者可设置为瞳孔中心模式，如角膜切削偏心者、kappa 角较大者等。

K1/K2/Km/Astig 模式：选择 K1/K2 时，曲率值以 K1（平坦轴方向曲率）和 K2（陡峭轴方向曲率）显示；选择 Km/Astig 时，曲率值显示为平均角膜曲率和散光值，散光值后括号内为散光轴位，红色代表陡峭轴方向，蓝色代表平坦轴方向。

左下方曲率离散分布图与右下方角膜地形图是对应的，右下方的角膜地形图可设置为前表面曲率图，也可设置为全角膜屈光力图。中下方数值区域可做个性化设置，apex/pupil、zone/ring 可根据患者情况进行选择；X/Y 显示为所分析区域的中心坐标，如选择 apex，则 X/Y 坐标为（0,0），如选择瞳孔模式，则 X/Y 坐标为瞳孔中心点位置。在区域模式下，Pentacam 可以为医生提供更加个性化、更加精细化的分析设置。其中 zone dia 为分析区域的直径，可根据实际需求进行设置，最小变化步阶为 0.1mm。当下方直径设置后，上方显示即为所分析区域的数据：K1 平坦 K 值、K2 陡峭 K 值、Km 平均 K 值、Peak 离散分布图中分布最集中的曲率值，即最凸出的峰值；65% mean 为所分析区域的 65% 平均曲率，即离散分布图中分布最集中的 65% 区间的曲率均值，排除了局部过陡或过平曲率值的影响，适用于圆锥角膜、不规则角膜等异常形态角膜的曲率选择。

第三节　Pentacam 真实案例解读

一、角膜规则散光患者术前人工晶状体优选报告

角膜规则散光患者的白内障术前报告，如图 5-3-1 所示。

解读：

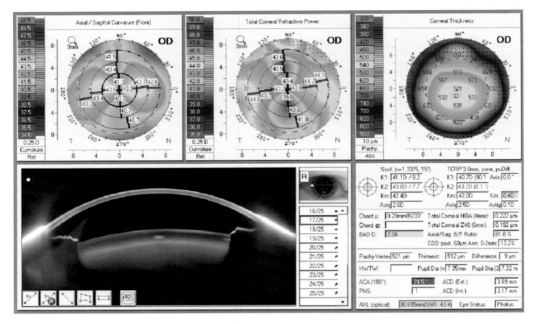

图 5-3-1　角膜规则散光患者报告

1. 从角膜地形图上可知角膜屈光力沿陡峭轴对称分布，有较为典型的"领结征"或"哑铃征"。

2. 由 Sim K 与 TCRP 对比可知，角膜散光轴位相差小于 10°，大小差异小于 0.5D。

3. 角膜高阶像差及角膜不规则散光小。

结论：适合植入散光矫正类型的人工晶状体。

二、角膜不规则散光患者的术前人工晶状体优选报告

角膜不规则散光患者的白内障术前报告，如图 5-3-2 所示。

解读：

1. 从角膜地形图上可知角膜屈光力呈现下方陡峭的不规则分布。

2. 由 Sim K 与 TCRP 对比可知，角膜散光轴位相差大（41.4°）。

3. 角膜高阶像差（球差 0.228μm）及角膜不规则散光（0.390μm）较大。

结论：因散光轴位相差较大，不适合植入散光矫正类型的人工晶状体。

三、Sim K 与 TCRP 散光差异大的患者术前人工晶状体优选报告

Sim K 与 TCRP 散光差异大患者的白内障术前报告，如图 5-3-3 所示。

解读：

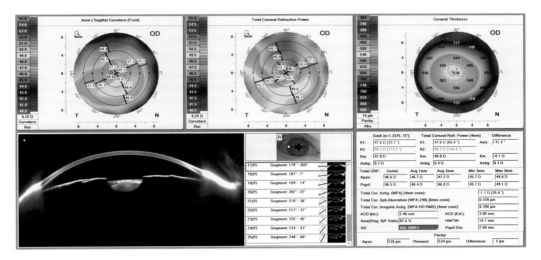

图 5-3-2 角膜不规则散光患者报告

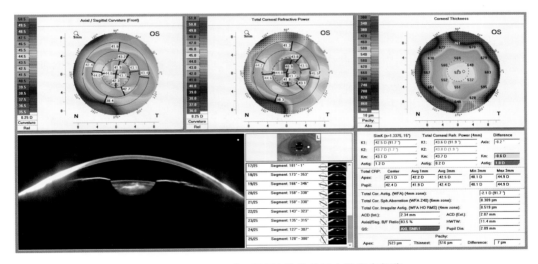

图 5-3-3 Sim K 与 TCRP 散光差异大的患者报告

1. 从角膜地形图上可知角膜屈光力呈不规则分布,缺乏"领结征"或"哑铃征"。

2. 由 Sim K 与 TCRP 对比可知,角膜散光大小差异明显,Sim K 散光值被严重高估。

3. 角膜高阶像差(球差 0.309μm)及角膜不规则散光数较大(0.519μm)。

结论:因 Sim K 与 TCRP 散光值相差大,不适合植入散光矫正类型的人工晶状体。

第四节　Pentacam 人工晶状体计算模块介绍

一、公式选择

Pentacam 不仅可以准确测量角膜曲率和屈光力，在其报告中还包含了以部分光学相干技术测量法得到的前房深度、晶状体厚度及眼轴长度等生物学参数。以生物学参数的精准测量为基础，Pentacam 还可通过内部搭载的全景生物测量仪人工晶状体屈光力计算平台针对不同类型的患者，提供对应的人工晶状体计算公式，自动匹配个性化计算方法，实现更精准的人工晶状体屈光力计算。不同的计算公式需要匹配不同的曲率设置参数，要根据不同患者的具体情况进行个性化选择。以下介绍各类不同眼部情况的推荐公式。

1. 正常眼人工晶状体屈光力计算

Barrett Universal Ⅱ；Olsen；Holladay 1；Hoffer Q；SRK/T；Haigis。

2. 角膜屈光术后眼人工晶状体屈光力计算

Hill Potvin Shammas PM，推荐人群：近视 LASIK/PRK 术后患者（默认曲率设置：TNP，4mm，zone，apex）。

Hill Potvin Post-RK，推荐人群：RK 术后患者（默认曲率设置：Sim K，4mm，zone，pupil）。

Olsen Raytracing（默认曲率设置：Sim K+ post K；基于光线追踪原理）。

Barrett True-K（默认曲率设置：Sim K，可个性化调整曲率）。

Double-K（Holladay 1，SRK/T，Hoffer Q）。

3. Toric 散光人工晶状体屈光力计算

Savini Toric，推荐人群：kappa 角偏大者；散光规则性欠佳者；逆规散光或斜轴散光者（默认曲率设置：TCRP，3mm，zone，pupil）。

Barrett Toric estimated post（Sim K 15°），推荐人群：大多数规则散光。

Barrett Toric measured post（Sim K 15° + post astig），推荐人群：大多数规则散光的人群以及后表面散光异常者。

Olsen Raytracing，适用场景广泛（默认曲率设置：Sim K + post K；基于光线追踪原理）。

4. 高度近视眼

Olsen Raytracing（默认曲率设置：Sim K+post K；基于光线追踪原理或 Barrett Universal Ⅱ）。

二、Pentacam 人工晶状体屈光力计算报告

如图 5-4-1 所示，Pentacam 个性化人工晶状体屈光力计算平台可实现个性化设置，让流程更简单高效。每位手术医生可根据自己的工作习惯，建立专属自己的工作档案。如手术切口位置、术源性散光大小、常用人工晶状体及公式等。根据角膜形态不同，个性

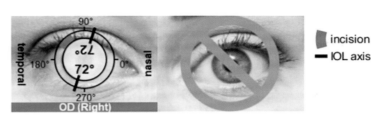

QS OK		Tgt Refr SEQ 0 D		SIA 0.10 D @ 135° (M)
AXL (optical)	27.830 mm (M)	SimK 15° (n = 1.3375)		TCRP 3mm, zone, pup.
ACD (Ext.)	3.14 mm (M)	K1	39.8 D / 8.48 mm @ 165°	39.6 D @ 164°
Pupil Dia	2.92 mm	K2	43.8 D / 7.71 mm @ 75°	42.8 D @ 74°
HWTW	11.4 mm (M)	K Avg	41.8 D / 8.07 mm	41.2 D
Chord μ	0.34 mm	Astig	4.0 D	3.2 D
TCRP WFAZ40, 6mm	0.214 μm	K1 Pre-Refr.-Surg.		
TCRP WFAHOA, 4mm	0.146 μm	K2 Pre-Refr.-Surg.		
OS-OD Test	No Test			

13 AMO TECNIS® 1-Piece toric IOL, ZCT

Barrett Toric, measured
K1/K2 (SimK 15°): Astig: 4.0D @ 75°　K1 = 39.8 D / K2 = 43.8 D
A Barrett: 119.3

IOL SEQ	Refraction SEQ	IOL Toricity	Astig. Res.
+10.00	+0.60	ZCT300 3.00 D	+1.08 D @ 72°
+10.50	+0.28	ZCT375 3.75 D	+0.60 D @ 72°
+11.00	-0.04	ZCT450 4.50 D	+0.12 D @ 72°
+11.50	-0.37	ZCT525 5.25 D	+0.36 D @ 162°
+12.00	-0.70	ZCT600 6.00 D	+0.84 D @ 162°

IOL	SEQ: +11.00 D ZCT450 (4.50 D)
IOL Axis	72°
Residual Refr.	SEQ -0.04 C +0.12 @ 72°
Incision Axis	135°

图 5-4-1　Pentacam 人工晶状体屈光力计算页面

化选择最合适的曲率计算方法并代入公式计算，可解决复杂类型眼的人工晶状体屈光力计算。眼轴数据默认使用 Pentacam 同步进行的光学测量结果，如特殊患者无法用光学原理测量，可手动输入超声测量数据进行计算。随着平台内病例数据的积累，将患者术后稳定的验光度数输入平台内后，医生还可以根据自身实际情况对平台内人工晶状体 A 常数进行个性化的优化与调整。

小　　结

　　基于断层摄像的角膜地形图作为一款新型的全景生物测量仪，融合了 Scheimpflug 测量技术与部分光学相干技术，其报告结果包含了丰富的四维角膜屈光力信息、前房深度、晶状体厚度与眼轴长度等各项生物学参数。同时仪器内搭载的四维角膜屈光力个性化设置平台，可以为医生在面对不同的患者时提供个性化的生物学参数选择与人工晶状体计算模式，真正实现每一例患者的人工晶状体屈光力个性化、精准化计算。

（冯伟渤）

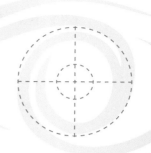

第六章

角膜形态规则而屈光力异常病例角膜屈光力分析与规划

角膜曲率是预测有效人工晶状体位置（effective intraocular lens position，ELP）的重要参数之一，在人工晶状体屈光力计算中起到重要作用。目前常用的回归公式、高斯光学理论公式、人工智能公式均需要使用角膜曲率来预测 ELP（表 6-0-1）。而预测 ELP 所需的参数越多，越有利于提高 IOL 屈光力计算的准确性，减少术后屈光误差。

表 6-0-1　各公式预测 ELP 参数

公式	预测 ELP 参数
Hoffer Q，Holladay 1，SRK/T	AL，K
Haigis	AL，K，ACD
Olsen	AL，K，ACD，LT，age
Barrett	AL，K，ACD，LT，WTW
Kane	AL，K，ACD，sex，LT，CCT
EVO	AL，K，ACD，LT，CCT

AL：axial length；K：keratometry；ACD：anterior chamber depth；LT：lens thickness；WTW：white to white；CCT：central corneal thickness

陡峭角膜是指平均角膜曲率大于或等于 46D，扁平角膜是指平均角膜曲率低于或等于 42D。陡峭角膜/扁平角膜均可以增加术后屈光误差，其中 SRK/T 公式误差较大。

因此以 SRK/T 公式为代表，根据其数学推导推测 ELP 的方法分析误差的来源（图 6-0-1）。

SRK/T 是基于角膜高度预测术后前房深度。其计算过程如下：

$$r（角膜曲率半径）= \frac{337.5}{K（角膜曲率）}$$

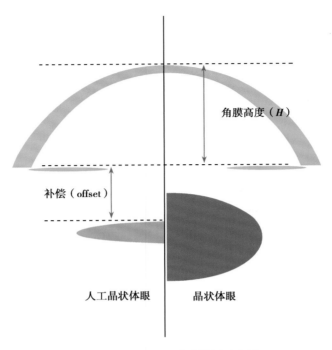

角膜高度（*H*）

补偿（offset）

人工晶状体眼　　晶状体眼

图 6-0-1　SRK/T 公式推导示意图

当眼轴（AL）>24.2mm 时，矫正眼轴长度（AL′）：

$$AL' = 3.446 + 1.715 \times AL - 0.237 \times AL \times AL$$

估算角膜宽度（*W*）= −5.41 + 0.584 12 × AL′+0.098 × K

$$H（角膜高度）= r - \sqrt{r^2 - \frac{W^2}{2^2}}$$

补偿（offset）= ACD − 3.336

ELP = *H* + 补偿（offset）

当 K 值较大、曲率半径 *r* 小于角膜半径，角膜高度根号内将出现负数，SRK/T 公式计算时就默认为数值 0 处理，这样就会得出错误的术后前房深度。

根据光学理论，仅仅改变透镜位置，其焦距不变（图 6-0-2），即 OF=O$_1$F$_1$。

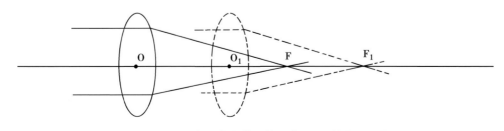

图 6-0-2　一定屈光力的透镜改变位置，其焦距不变

在陡峭角膜中,高估角膜高度 H,即高估了 ELP,那么植入的人工晶状体比实际所需的屈光力更大(图 6-0-3),最终导致术后近视漂移。而在扁平角膜中低估了角膜高度,最终导致术后远视漂移。

因此选择合适的公式进行陡峭/扁平角膜患者 IOL 屈光力计算是减少术后屈光误差的关键。一项 611 眼的回顾性研究发现,与 SRK/T、Hoffer Q 和 Holladay 1 公式相比,Haigis 公式在陡峭或扁平角膜亚组中术后预测屈光误差较小。新一代公式 Barrett Universal Ⅱ、Kane、EVO 与传统公式(SRK/T、Hoffer Q 和 Holladay 1)相比可以更

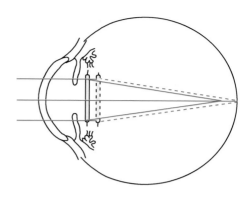

图 6-0-3　抽象示意图

在陡峭角膜中,高估 H,即高估了 ELP,那么植入的人工晶状体比实际所需的晶状体屈光力更大。

准确地预测合并陡峭/扁平角膜的白内障患者的 IOL 屈光度。本章将通过典型病例分析合并陡峭/扁平角膜白内障患者 IOL 屈光度计算的公式选择。

第一节　陡峭角膜病例的角膜屈光力分析与规划

一、陡峭角膜正常眼轴病例

(一)患者基本资料

患者,女性,66 岁。

现病史:双眼视力无痛性下降 1 年余,无伴眼红、眼痛等眼部不适感。

既往眼病史:无特殊。

眼部情况:双眼晶状体 $C_1N_2P_3$(LOCS Ⅲ 分级)(图 6-1-1)。

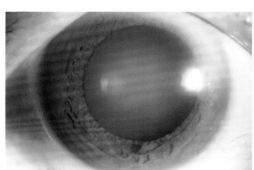
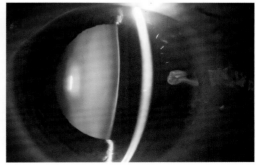

图 6-1-1　右眼眼前段照相

诊断：双眼老年性白内障。

拟行右眼白内障手术，IOL Master 700 测量眼部生物参数如图 6-1-2 所示。

OD 右　IOL 计算　OS 左

眼睛状态

OD		OS	
LS: 有晶状体	VS: 玻璃体	LS: 有晶状体	VS: 玻璃体
Ref: ---	VA: ---	Ref: ---	VA: ---
LVC: 未治疗	LVC 模式: -	LVC: 未治疗	LVC 模式: -
目标屈光度: 平光	SIA: +0.00 D @ 0°	目标屈光度: 平光	SIA: +0.00 D @ 0°

生物统计值

OD				OS			
AL: 23.35 mm	SD: 13 μm			AL: 22.71 mm	SD: 13 μm		
ACD: 3.28 mm	SD: 11 μm			ACD: 3.26 mm	SD: 5 μm		
LT: 4.36 mm	SD: 13 μm			LT: 4.40 mm	SD: 8 μm		
WTW: 11.5 mm				WTW: 11.4 mm			
SE: 46.66 D	(!) SD: 0.03 D	K1: 46.12 D	@ 1°	SE: 46.53 D	(!) SD: 0.01 D	K1: 46.02 D	@173°
ΔK: -1.07 D	@ 1°	K2: 47.20 D	@ 91°	ΔK: -1.02 D	@173°	K2: 47.04 D	@ 83°
TSE: 46.65 D	(!) SD: 0.03 D	TK1: 46.22 D	@ 2°	TSE: 46.51 D	(!) SD: 0.02 D	TK1: 46.09 D	@172°
ΔTK: -0.86 D	@ 2°	TK2: 47.08 D	@ 92°	ΔTK: -0.83 D	@172°	TK2: 46.93 D	@ 82°

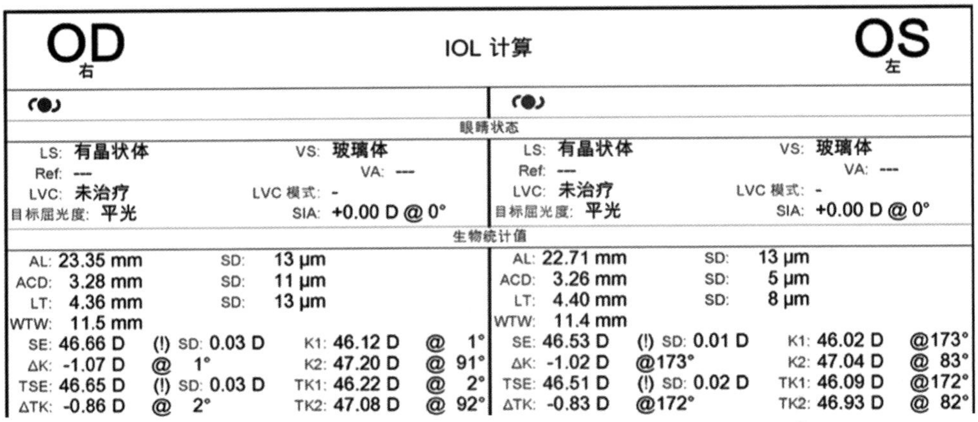

图 6-1-2　光学生物测量仪 IOL Master 700 测量眼部生物参数

报告解读：右眼眼轴 23.35mm，正常眼轴；角膜曲率平坦值 K1，46.12D，陡峭值 K2，47.20D，提示患者角膜陡峭。

Pentacam 角膜断层摄像地形图测量白内障术前信息图（Cataract Pre-OP），如图 6-1-3 所示。

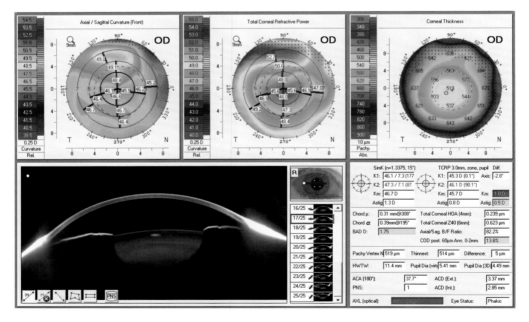

图 6-1-3　右眼 Pentacam 角膜地形图检查

患者右眼角膜地形图模拟角膜曲率(Sim K)的平坦值为 46.1D,陡峭值为 47.3D,测量结果与 IOL Master 700 一致性好。全角膜屈光力(TCRP)的结果提示全角膜散光为0.8D,与前表面散光(1.3D)相差 0.5D,因此该患者暂时不考虑植入散光矫正型人工晶状体。

(二)术前规划

患者的光学生物测量仪 IOL Master 700 结果与 Pentacam 角膜地形图检查显示,患者右眼眼轴长度正常,角膜形态较规则但曲率陡峭,建议参考 Barrett Universal Ⅱ公式。

(三)IOL 屈光度选择及术后随访

将曲率代入不同公式,按目标屈光度 0.00D 计算进行比较。最终我们选择参考Barrett Universal Ⅱ公式预测残余球镜最小负度数的建议屈光力(表 6-1-1),为该患者植入型号为 AMO TECNIS ZCB00 +18.5D 的人工晶状体。

表 6-1-1　不同公式计算结果(目标屈光度为 0.00D)

公式	曲率	0.00D 计算/D
SRK/T	Sim K	+19.00
Holladay 1	Sim K	+18.00
Haigis	Sim K	+17.50
Hoffer Q	Sim K	+17.50
Barrett Universal Ⅱ	Sim K	+18.50

术后 1 个月验光结果如下:右眼视力(Vod)0.8,0.00DS/-0.50DC×5(1.0)。

(四)规划过程总结

本例患者角膜曲率陡峭,正常眼轴,术后等效球镜为 -0.25D,Barrett Universal Ⅱ公式的预测误差为 -0.05D,预测结果最准确。

二、陡峭角膜长眼轴病例

(一)患者基本资料

患者,男性,48 岁。

现病史:双眼视力无痛性下降 1 年余,无伴眼红、眼痛等眼部不适感。

既往眼病史:双眼高度近视。

眼部情况:双眼晶状体 $C_2N_4P_3$(LOCS Ⅲ分级)(图 6-1-4)。

诊断:①双眼并发性白内障;②双眼高度近视。

拟行左眼白内障手术,IOL Master 700 测量眼部生物参数如图 6-1-5 所示。

报告解读:左眼眼轴 28.93mm,可信度高,眼轴偏长;角膜曲率平坦值 K1,45.85D,陡峭值 K2,48.35D,提示患者角膜陡峭。

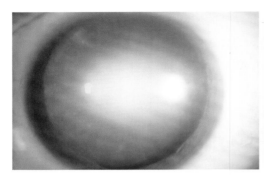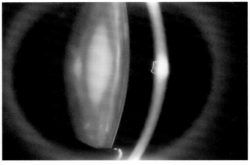

图 6-1-4　左眼眼前段照相

OD 右			IOL 计算		OS 左		
(◉)					(◉)		
眼睛状态							
LS: 有晶状体		VS: 玻璃体			LS: 有晶状体		VS: 玻璃体
Ref: ---		VA: ---			Ref: ---		VA: ---
LVC 未治疗		LVC 模式: -			LVC 未治疗		LVC 模式: -
目标屈光度: -3.50 D		SIA: +0.00 D @ 0°			目标屈光度: -3.00 D		SIA: +0.00 D @ 0°
生物统计值							
AL: 29.12 mm	SD:	14 µm			AL: 28.93 mm	SD:	18 µm
ACD: 3.63 mm	SD:	3 µm			ACD: 3.65 mm	SD:	7 µm
LT: 4.39 mm	SD:	28 µm			LT: 4.38 mm (!)	SD:	42 µm
WTW: 11.4 mm					WTW: 11.5 mm		
SE: 47.45 D	SD: 0.03 D	K1: 46.53 D	@173°		SE: 47.06 D	SD: 0.05 D	K1: 45.85 D @ 7°
ΔK: -1.89 D	@173°	K2: 48.42 D	@ 83°		ΔK: -2.50 D	@ 7°	K2: 48.35 D @ 97°
TSE: 47.61 D	SD: 0.07 D	TK1: 46.74 D	@172°		TSE: 47.27 D	SD: 0.05 D	TK1: 46.14 D @ 7°
ΔTK: -1.77 D	@172°	TK2: 48.52 D	@ 82°		ΔTK: -2.33 D	@ 7°	TK2: 48.46 D @ 97°

图 6-1-5　光学生物测量仪 IOL Master 700 测量眼部生物参数

　　Pentacam 角膜断层摄像地形图测量，白内障术前信息图（Cataract Pre-OP），如图 6-1-6 所示。

　　报告解读：患者左眼角膜地形图模拟角膜曲率（Sim K）的平坦值为 45.5D，陡峭值为 47.9D，测量结果与 IOL Master 700 一致性好。能观察到左眼角膜 2.4D 呈非对称领结形的不规则散光，暂不考虑植入散光矫正型 IOL。

（二）术前规划

　　患者的 IOL Master 700 结果与 Pentacam 角膜地形图检查显示，患者左眼眼轴长，角膜曲率陡峭，角膜散光呈非对称领结形。长眼轴与陡峭角膜均会增加人工晶状体屈光力预测误差，建议参考 Barrett Universal Ⅱ 公式进行计算。

（三）IOL 屈光度选择及术后随访

　　结合患者本人意愿，考虑术后保留近视，按目标屈光度 –3.0D 计算进行比较，最终我们选择参考 Barrett Universal Ⅱ 公式（表 6-1-2），为该患者植入型号为 AMO TECNIS ZCB00 +5.0D 的人工晶状体。

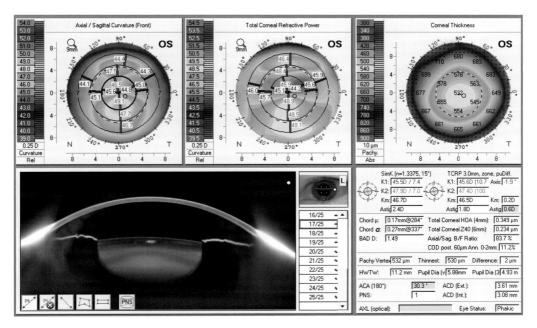

图 6-1-6 左眼 Pentacam 角膜地形图检查

表 6-1-2 不同公式计算结果（目标屈光度 -3.0D）

公式	曲率	-3.0D 计算 /D
SRK/T	Sim K	+5.50
Holladay 1	Sim K	+4.00
Haigis	Sim K	+4.50
Hoffer Q	Sim K	+5.00
Barrett Universal Ⅱ	Sim K	+5.00

术后 1 个月验光结果如下：Vos 0.25，-1.50DS/-3.00DC×5（0.9）。

（四）规划过程总结

本例患者角膜曲率陡峭，长眼轴，按照 Barrett Universal Ⅱ 公式的建议度数植入，术后等效球镜为 -3.0D，Barrett Universal Ⅱ 公式的预测误差为 0.07D，预测结果最准确。

小　结

通过对以上病例的角膜曲率分析，可见在角膜陡峭的患者中，SRK/T 公式等第三代公式的误差较大，这主要由于公式中的角膜高度计算误差造成，所以不推荐用于陡峭角膜患者。新一代公式（例如 Barrett Universal Ⅱ）在一定程度上优化了引起误差的因素，更适合用于陡峭角膜患者 IOL 屈光力的计算。

第二节   扁平角膜病例的角膜屈光力分析与规划

一、扁平角膜正常眼轴病例

(一)患者基本资料

患者,男性,82 岁。

现病史:双眼视力无痛性下降 1 年余,无伴眼红、眼痛等眼部不适感。

既往眼病史:无特殊。

眼部情况:双眼晶状体 $C_2N_5P_2$(LOCS Ⅲ 分级)(图 6-2-1)。

拟行右眼白内障手术,IOL Master 700 测量眼部生物参数如图 6-2-2 所示。

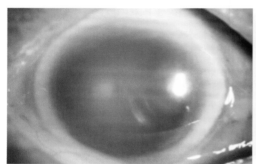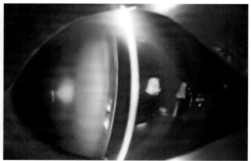

图 6-2-1   右眼眼前段照相

OD 右		IOL 计算		**OS** 左	
(•)			(•)		
眼睛状态					
LS: 有晶状体	VS: 玻璃体		LS: 有晶状体	VS: 玻璃体	
Ref: ---	VA: ---		Ref: ---	VA: ---	
LVC: 未治疗	LVC 模式: -		LVC: 未治疗	LVC 模式: -	
目标屈光度: 平光	SIA: +0.00 D @ 0°		目标屈光度: 平光	SIA: +0.00 D @ 0°	
生物统计值					
AL: 23.57 mm	SD: 16 μm		AL: 23.39 mm	SD: 11 μm	
ACD: 2.34 mm	SD: 6 μm		ACD: 2.40 mm	SD: 6 μm	
LT: 5.17 mm	SD: 8 μm		LT: 5.14 mm	SD: 7 μm	
WTW: 13.1 mm (!)			WTW: 12.4 mm (!)		
SE: 41.93 D	SD: 0.01 D	K1: 41.17 D @110°	SE: 43.68 D	SD: 0.02 D	K1: 43.06 D @ 26°
ΔK: -1.55 D @110°		K2: 42.72 D @ 20°	ΔK: -1.27 D @ 26°		K2: 44.32 D @116°
TSE: 42.00 D	(!) SD: 0.08 D	TK1: 41.11 D @109°	TSE: 43.85 D	SD: 0.06 D	TK1: 43.21 D @ 31°
ΔTK: -1.82 D @109°		TK2: 42.93 D @ 19°	ΔTK: -1.31 D @ 31°		TK2: 44.52 D @121°

图 6-2-2   光学生物测量仪 IOL Master 700 测量眼部生物参数

报告解读:右眼眼轴 23.57mm,可信度高,眼轴长度正常;角膜曲率平坦值 K1,41.17D,陡峭值 K2,42.72D,提示患者角膜较扁平;角膜散光–1.55D。

Pentacam 角膜断层摄像地形图测量,白内障术前信息图(Cataract Pre-OP),如图 6-2-3 所示。

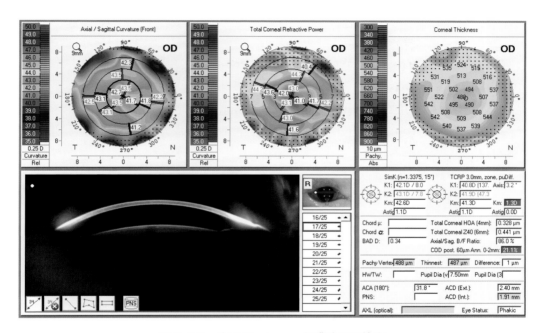

图 6-2-3 右眼 Pentacam 角膜地形图检查

报告解读:患者右眼角膜地形图模拟角膜曲率(Sim K)的平坦值为 42.1D,陡峭值为 43.1D,角膜散光–1.1D,同样提示角膜扁平,测量结果与 IOL Master 700 一致性好。角膜散光–1.1D,为规则散光。

(二)术前规划

患者的 IOL Master 700 结果与 Pentacam 角膜地形图检查显示,患者右眼眼轴正常,角膜形态较规则但曲率扁平。角膜散光 >1.0D,考虑患者 82 岁,结合患者本人意愿,不对其进行散光矫正。为减少远视误差,建议参考 Barrett Universal Ⅱ 公式计算。

(三)IOL 屈光度选择及术后随访

按目标屈光度 0D 计算进行比较,参考 Barrett Universal Ⅱ 公式(表 6-2-1),为该患者植入型号为 ZCB00 +23.0D 的人工晶状体。

表 6-2-1　不同公式计算结果（目标屈光度 0.00D）

公式	曲率	0.00D 计算/D
SRK/T	Sim K	+23.00
Holladay 1	Sim K	+23.50
Haigis	Sim K	+23.50
Hoffer Q	Sim K	+23.50
Barrett Universal Ⅱ	Sim K	+23.00

术后 1 个月验光结果如下：Vod 0.8，+0.25DS/−1.25DC×110（0.9）。

（四）规划过程总结

本例患者为扁平角膜合并正常眼轴，按照 Barrett Universal Ⅱ 公式的建议度数植入，术后等效球镜为−0.375D，Barrett Universal Ⅱ 公式的预测误差为−0.365D，预测结果准确。

二、扁平角膜长眼轴病例

（一）患者基本资料

患者，女性，52 岁。

现病史：双眼视力无痛性下降 1 年余，无伴眼红、眼痛等眼部不适感。

既往眼病史：双眼高度近视。

眼部情况：双眼晶状体 $C_2N_3P_1$（LOCS Ⅲ 分级）（图 6-2-4）。

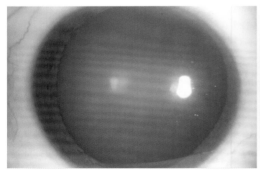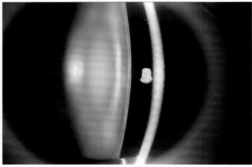

图 6-2-4　右眼眼前段照相

拟行右眼白内障手术，IOL Master 700 测量眼部生物参数如图 6-2-5 所示。

报告解读：右眼眼轴 28.09mm，可信度高，长眼轴；角膜曲率平坦值 K1，41.55D，陡峭值 K2，42.04D，提示患者角膜扁平。

Pentacam 角膜断层摄像地形图测量，白内障术前信息图（Cataract Pre-OP），如图 6-2-6 所示。

OD 右		IOL 计算		OS 左		
⟨●⟩				⟨●⟩		
眼睛状态						
LS: **有晶状体**		VS: **玻璃体**		LS: **有晶状体**		VS: **玻璃体**
Ref: ---		VA: ---		Ref: ---		VA: ---
LVC: **未治疗**		LVC 模式: -		LVC: **未治疗**		LVC 模式: -
目标屈光度: -3.00 D		SIA: +0.00 D @ 0°		目标屈光度: -3.00 D		SIA: +0.00 D @ 0°
生物统计值						
AL: 28.09 mm	SD: 16 μm			AL: 28.24 mm	SD: 9 μm	
ACD: 3.41 mm	SD: 3 μm			ACD: 3.43 mm	SD: 4 μm	
LT: 4.98 mm	SD: 5 μm			LT: 4.96 mm	SD: 9 μm	
WTW: 12.1 mm				WTW: 12.2 mm		
SE: 41.80 D	SD: 0.01 D	K1: 41.55 D	@162°	SE: 41.60 D	SD: 0.00 D	K1: 41.60 D @ 0°
ΔK: -0.49 D	@162°	K2: 42.04 D	@ 72°	ΔK: ---		K2: 41.60 D @ 90°
TSE: ---		TK1: ---		TSE: ---		TK1: ---
ΔTK: ---		TK2: ---		ΔTK: ---		TK2: ---

图 6-2-5　光学生物测量仪 IOL Master 700 测量眼部生物参数

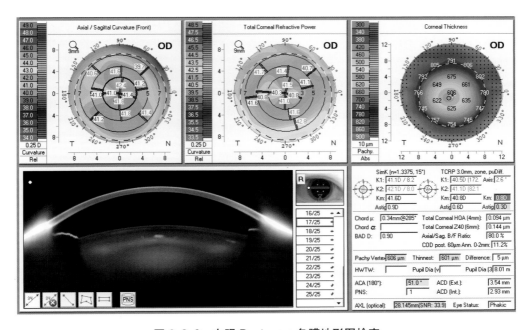

图 6-2-6　右眼 Pentacam 角膜地形图检查

报告解读：患者右眼角膜地形图模拟角膜曲率（Sim K）的平坦值为 41.1D，陡峭值为 42.1D，测量结果与 IOL Master 700 一致性好。角膜散光 –0.9D，为规则散光。

（二）术前规划

患者的 IOL Master 700 结果与 Pentacam 角膜地形图检查显示，患者右眼眼轴长，角膜曲率扁平。患者角膜散光为规则的逆规散光，散光较小且患者考虑保留近视，因此暂不考虑植入散光矫正型人工晶状体。长眼轴与扁平角膜均会增加人工晶状体屈光力预测误差，建议参考 Barrett Universal Ⅱ 公式进行计算。

（三）IOL 屈光度选择及术后随访

按目标屈光度 -3D 计算，最终我们选择参考 Haigis 和 Barrett Universal Ⅱ 公式（表6-2-2），为该患者植入型号为 AMO TECNIS ZCB00 +15.0D 的人工晶状体。

表 6-2-2　不同公式计算结果（目标屈光度 -3.0D）

公式	曲率	-3.0D 计算/D
SRK/T	Sim K	+14.50
Holladay 1	Sim K	+14.00
Haigis	Sim K	+15.00
Hoffer Q	Sim K	+14.50
Barrett Universal Ⅱ	Sim K	+15.00

术后 1 个月验光结果如下：Vod 0.5，-2.50DS/-0.50DC×165（1.0）。

（四）规划过程总结

本例患者为扁平角膜合并长眼轴，参考多个公式，选择按照 Haigis 和 Barrett Universal Ⅱ 公式的建议度数植入，术后等效球镜为 -2.75D，Haigis 公式的预测误差为 0.27D，Barrett Universal Ⅱ 公式的预测误差为 0.33D。

小　结

对于角膜曲率异常病例，无论是扁平角膜还是陡峭角膜，参考角膜地形图的曲率，结合多重公式的计算结果进行比较，建议优先选择新一代公式（例如 Barrett Universal Ⅱ）用于扁平角膜或陡峭角膜患者人工晶状体屈光力的计算。

（黄一诺　秦颖嫣）

参 考 文 献

1. RETZLAFF JA, SANDERS DR, KRAFF MC. Development of the SRK/T intraocular lens implant power calculation formula. J Cataract Refract Surg, 1990, 16（3）: 333-340.
2. OLSEN T. Calculation of intraocular lens power: A review. Acta Ophthalmol Scand, 2007, 85（5）: 472-485.
3. MELLES RB, HOLLADAY JT, CHANG WJ. Accuracy of intraocular lens calculation formulas. Ophthalmology, 2018, 125（6）: 169-178.

4. KIM JW, EOM Y, YOON EG, et al. Algorithmic intraocular lens power calculation formula selection by keratometry, anterior chamber depth and axial length. Acta Ophthalmol, 2022, 100 (3): e701 - e709.

5. RÖGGLA V, LANGENBUCHER A, LEYDOLT C, et al. Accuracy of common IOL power formulas in 611 eyes based on axial length and corneal power ranges. Br J Ophthalmol, 2021, 105 (12): 1661 - 1665.

6. REITBLAT O, LEVY A, KLEINMANN G, et al. Intraocular lens power calculation for eyes with high and low average keratometry readings: Comparison between various formulas. J Cataract Refract Surg, 2017, 43 (9): 1149 - 1156.

7. ZHANG C, DAI G, PAZO EE, et al. Accuracy of intraocular lens calculation formulas in cataract patients with steep corneal curvature. PLoS One, 2020, 15 (11): e0241630.

8. IIJIMA K, KAMIYA K, IIDA Y, et al. Comparison of predictability using Barrett Universal II and SRK/T formulas according to keratometry. J Ophthalmol, 2020, 2020: 7625725.

9. PRIJI P, JACOB SC, KALIKIVAYI L, et al. Correlating Kane formula with existing intraocular lens formulae for corneal curvatures and axial lengths. Oman J Ophthalmol, 2021, 14 (2): 94 - 99.

10. QIN Y, LIU L, MAO Y, et al. Accuracy of intraocular lens power calculation based on total keratometry in patients with flat and steep corneas. Am J Ophthalmol, 2023, 247: 103 - 110.

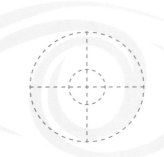

第七章

角膜形态不规则病例角膜屈光力分析与规划

    角膜屈光手术后以及圆锥角膜、角膜白斑、翼状胬肉手术后或干眼等是最为常见的不规则形态角膜类型。通常可以依靠角膜地形图辅助诊断角膜形态的异常,并可通过高阶像差定性定量地评估不规则散光。波前技术能够测量无法用眼镜校正的高阶像差(包括彗差、球面像差等),并应用 Zernike 多项式算法对角膜高度数据展开来量化角膜不规则散光。规则角膜 6mm 范围的平均高阶像差的均方根约为 $0.40\mu m \pm 0.15\mu m$,超出正常范围的任何数字表示角膜是形态不规则的。

    角膜曲率计和角膜地形图是白内障手术中计算人工晶状体屈光力时最常用的角膜中央屈光力的测定方法。虽然这两种仪器在确定常规角膜的屈光力方面都是相当准确的,但它们在测量不规则角膜方面存在一定的局限性,即不能解释前后表面关系的变化。对不规则形态角膜测量时,大多数角膜地形图系统使用的默认折射率是不准确的。因此,更好的选择是基于断层扫描技术重建角膜前表面和后表面。

    角膜瘢痕和不规则散光的存在可能会使角膜屈光力的测量方法和角膜地形图的测量变得复杂。不规则的角膜违反了根据角膜屈光力数值计算 IOL 屈光力计算的假设条件,对角膜曲率的不准确估计也将导致人工晶状体屈光力计算误差,从而导致白内障手术后的屈光"意外"。因此,正确地评估角膜不规则性,获得更准确、更全面的角膜屈光力的测量结果及确定最佳 IOL 屈光力计算公式,对于提高白内障术后的屈光结果至关重要。

第一节   圆锥角膜合并白内障病例的角膜屈光力分析与规划

    圆锥角膜是不规则形态角膜的一类典型代表,多个复杂的因素决定了其测算的难度:①角膜前后曲率半径比的标准比值改变;②角膜的不规则性使得在确定计算角膜屈光力时使用哪个数值存在难度(计算数值不统一);③圆锥角膜继续发展,角膜不稳定性。

　　圆锥角膜是一种非炎症性局限性角膜扩张和变薄的疾病,多为双眼发病,进展于青春期,于成年后趋于稳定。其特征是角膜扩张和变薄以及高度不规则散光。临床表现特征性的体征是出现向前锥状突起的圆锥,角膜基质变薄(在圆锥的顶端最明显),典型的临床三联征包括:Fleischer 环、Munson 征及 Vogt 线。

　　根据 2015 年的圆锥角膜全球共识,诊断圆锥角膜需要以下三个条件:①角膜后表面高度异常;②角膜厚度分布异常(图 7-1-1);③临床非炎症性的角膜变薄。

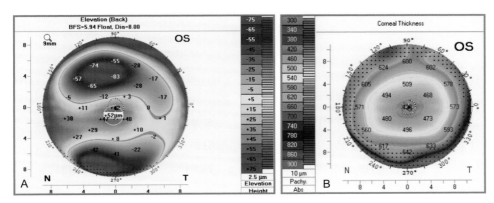

图 7-1-1　圆锥角膜典型角膜地形图
A. 后表面高度图;B. 角膜厚度图。

　　Watson 分级法根据严重程度分为以下几个阶段:轻度(Kmax<48D),中度(48D≤Kmax<55D),重度(55D≤Kmax)。

　　圆锥角膜合并白内障的生物测量:圆锥角膜眼球的超声生物测量,尤其是眼轴测量,结果往往是不准确的。由于光学测量是在视轴上进行采集的,所以光学生物测定法仍是眼轴测量的首选,但较陡的角膜和偏心的顶点难以获得角膜曲率准确结果。首先,由于角膜顶点常常会偏离中心,并不在视轴上,这意味着在以角膜顶点为原点测量的角膜屈光力用于 IOL 屈光力计算会导致误差。其次,若在计算中用较大屈光力的光学区域则会高估整体屈光力,因此,必须决定要使用哪个光学区域的角膜屈光力用于计算。使用 Scheimpflug 设备时,可以克服偏心的角膜顶点用于屈光力计算的问题。

　　生物测量中除眼轴和角膜曲率外,了解术前术眼的角膜像差是必不可少的。在圆锥角膜中,彗差是造成视觉质量下降的主要高阶像差。除角膜高阶像差外,瞳孔的大小和位置同样应该关注。瞳孔的大小和位置超出正常范围,术后常出现晕圈、眩光等症状。瞳孔越小,角膜像差对视觉功能的影响越小。角膜轴线与晶状体的轴线不重合,即使在正常人眼中,角膜轴线与晶状体轴线之间的夹角也有一定的变化,超出正常范围,很容易出现由于人工晶状体相对于角膜轴线的倾斜和偏心而导致的视功能不佳。

为了获得术前稳定的角膜曲率测量结果,圆锥角膜合并白内障的患者手术时机需要谨慎选择,对于进展期的圆锥角膜,可以通过角膜胶原交联术或者角膜基质环植入术以达到稳定状态,同时术后需要进行 3 次角膜断层扫描,每次间隔 3~6 个月,具体取决于具体情况,通常术后需要观察稳定至少 6 个月,以达到稳定状态。

对圆锥角膜合并白内障的 IOL 屈光力计算公式及目标屈光度选择,目前尚无大样本的研究报告来明确哪种公式最适合这些患者。现有的文献研究结果认为:在眼轴正常的圆锥角膜患者中 Barrett Universal Ⅱ 公式表现更好,而在眼轴偏长的圆锥角膜患者中 SRK/T 表现更好。对于轻-中度圆锥角膜,可结合 Barrett Universal Ⅱ 和 SRK/T 综合考虑。一些新型 IOL 屈光力计算公式已针对圆锥角膜眼进行了优化,如 Kane keratoconus 公式(www.iolformula.com)。该公式是在 Kane 公式基础上通过修正角膜前后表面曲率比值(B/F ratio),以减少角膜曲率在 ELP 预测中的影响比例,与其他公式相比平均绝对误差(mean absolute error,MAE)下降了 20%~39%。在圆锥角膜眼中,Sim K 易高估圆锥角膜的角膜屈光力,其次是术后 IOL 位置比正常眼睛更靠后,这两个因素将是导致术后远视的主要来源。这就是为什么在轻度至中度圆锥角膜中,使用常规的 IOL 计算公式来针对预留一定近视度数的原因。圆锥角膜的术前评估流程如图 7-1-2 所示。

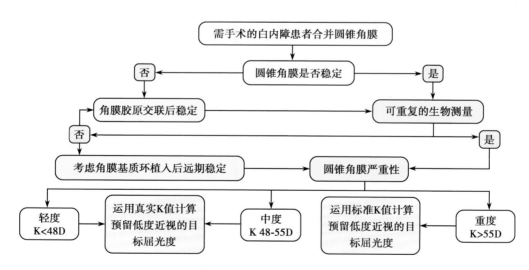

图 7-1-2　术前评估的流程

圆锥角膜行角膜胶原交联术后合并白内障病例

(一)患者基本资料

患者,女性,47 岁。

主诉：右眼无痛性视力下降 1 年余。

既往史：双眼圆锥角膜病史；半年前行右眼圆锥角膜胶原交联手术。

裸眼视力：Vod 手动/20cm；Vos 0.16。

眼压：OD 11mmHg，OS 10mmHg。

裂隙灯检查如图 7-1-3 所示；生物测量仪 IOL Master 700 测量报告如图 7-1-4 所示；Pentacam 检查如图 7-1-5 所示。

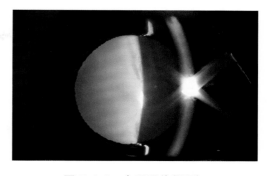

图 7-1-3　右眼眼前段照相

（二）术前规划

从角膜地形图能看到位于鼻下方的明显圆锥体。模拟角膜曲率（Sim K）15° 为 44.6D，总角膜屈光力（TCRP）为 42.6D。另外存在显著的大散光，Ast Sim K 比 Ast TCRP

OD 右		IOL 计算	OS 左	
(●)			(●)	
		眼睛状态		
LS: 有晶状体	VS: 玻璃体		LS: 有晶状体	VS: 玻璃体
Ref: ---	VA: ---		Ref: ---	VA: ---
LVC: 未治疗	LVC 模式: -		LVC: 未治疗	LVC 模式: -
目标屈光度: 平光	SIA: +0.00 D @ 0°		目标屈光度: 平光	SIA: +0.00 D @ 0°
		生物统计值		
AL: 24.68 mm (*)			AL: 23.56 mm	SD: 5 μm
ACD: 3.76 mm	SD: 8 μm		ACD: 3.35 mm	SD: 5 μm
LT: 2.05 mm (!)	SD: 85 μm		LT: 4.15 mm	SD: 10 μm
WTW: 11.7 mm			WTW: 11.8 mm	
SE: 44.00 D (*)	K1: 44.00 D @ 59°		SE: 44.00 D (*)	K1: 44.00 D @ 142°
ΔK: ---	K2: 44.00 D @ 149°		ΔK: ---	K2: 44.00 D @ 52°
TSE: ---	TK1: ---		TSE: ---	TK1: ---
ΔTK: ---	TK2: ---		ΔTK: ---	TK2: ---

Alcon SA60AT		Alcon SN60WF		Alcon SA60AT		Alcon SN60WF	
- SRK®/T -		- SRK®/T -		- SRK®/T -		- SRK®/T -	
a 常数: 118.80		a 常数: 119.00		a 常数: 118.80		a 常数: 119.00	
IOL (D)	Ref (D)	IOL (D)	Ref (D)	IOL (D)	Ref (D)	IOL (D)	Ref (D)
+18.00	-0.78	+18.00	-0.64	+21.50	-0.80	+21.50	-0.63
+17.50	-0.45	+17.50	-0.31	+21.00	-0.45	+21.00	-0.29
+17.00	-0.12	+17.00	+0.01	+20.50	-0.11	+20.50	+0.05
+16.50	+0.21	+16.50	+0.33	+20.00	+0.22	+20.00	+0.38
+16.00	+0.53	+16.00	+0.65	+19.50	+0.56	+19.50	+0.71
+16.82	正视	+17.02	正视	+20.33	正视	+20.57	正视

Alcon ReSTOR SN6AD1/3		AMO Sensar AR40		Alcon ReSTOR SN6AD1/3		AMO Sensar AR40	
- SRK®/T -		- SRK®/T -		- SRK®/T -		- SRK®/T -	
a 常数: 119.00		a 常数: 118.70		a 常数: 119.00		a 常数: 118.70	
IOL (D)	Ref (D)	IOL (D)	Ref (D)	IOL (D)	Ref (D)	IOL (D)	Ref (D)
+18.00	-0.64	+17.25	-0.35	+21.50	-0.63	+20.75	-0.37
+17.50	-0.31	+17.00	-0.18	+21.00	-0.29	+20.50	-0.20
+17.00	+0.01	+16.75	-0.02	+20.50	+0.05	+20.25	-0.02
+16.50	+0.33	+16.50	+0.15	+20.00	+0.38	+20.00	+0.14
+16.00	+0.65	+16.25	+0.31	+19.50	+0.71	+19.75	+0.31
+17.02	正视	+16.72	正视	+20.57	正视	+20.21	正视

A

图 7-1-4　光学生物测量仪 IOL Master 700 测量报告

A. 使用光学生物测量仪 IOL Master 700 无法测量，使用标准角膜屈光力 44D 的计算结果；

OD 右	IOL 计算	**OS** 左

眼睛状态		

LS: 有晶状体	VS: 玻璃体	LS: 有晶状体	VS: 玻璃体
Ref: ---	VA: ---	Ref: ---	VA: ---
LVC: 未治疗	LVC 模式: -	LVC: 未治疗	LVC 模式: -
目标屈光度: -3.00 D	SIA: +0.00 D @ 0°	目标屈光度: -3.00 D	SIA: +0.00 D @ 0°

生物统计值		

AL: 24.46 mm (*)		AL: 23.48 mm	SD: 10 µm
ACD: 3.86 mm　SD: 14 µm		ACD: 3.35 mm　SD: 15 µm	
LT: 1.84 mm (!)　SD: 40 µm		LT: 4.14 mm　SD: 33 µm	
WTW: 11.6 mm		WTW: 11.8 mm	
SE: 49.12　D (*)　K1: 46.75　D @ 54°		SE: 52.52　D (*)　K1: 50.25　D @ 115°	
ΔK: -5.00　D @　54°　K2: 51.75　D @ 144°		ΔK: -4.75　D @ 115°　K2: 55.00　D @ 25°	
TSE: ---　TK1: ---		TSE: ---　TK1: ---	
ΔTK: ---　TK2: ---		ΔTK: ---　TK2: ---	

K Alcon SA60AT	**K** Alcon SN60WF	**K** Alcon SA60AT	**K** Alcon SN60WF
- SRK®/T - a 常数: 118.80	- SRK®/T - a 常数: 119.00	- SRK®/T - a 常数: 118.80	- SRK®/T - a 常数: 119.00
IOL (D)　　Ref (D)	IOL (D)　　Ref (D)	IOL (D)　　Ref (D)	IOL (D)　　Ref (D)
+19.00　　-3.61	+19.00　　-3.47	+18.00　　-3.42	+18.50　　-3.53
+18.50　　-3.33	+18.50　　-3.19	+17.50　　-3.16	+18.00　　-3.28
+18.00　　-3.05	+18.00　　-2.91	+17.00　　-2.91	+17.50　　-3.03
+17.50　　-2.77	+17.50　　-2.63	+16.50　　-2.66	+17.00　　-2.78
+17.00　　-2.49	+17.00　　-2.36	+16.00　　-2.41	+16.50　　-2.53
+12.25　　正视	+12.42　　正视	+10.87　　正视	+11.04　　正视

K AMO Tecnis 1 ZCB00	**K** AMO Sensar AR40	**K** AMO Tecnis 1 ZCB00	**K** AMO Sensar AR40
- SRK®/T - a 常数: 119.30	- SRK®/T - a 常数: 118.70	- SRK®/T - a 常数: 119.30	- SRK®/T - a 常数: 118.70
IOL (D)　　Ref (D)	IOL (D)　　Ref (D)	IOL (D)　　Ref (D)	IOL (D)　　Ref (D)
+19.50　　-3.53	+18.25　　-3.26	+19.00　　-3.57	+17.50　　-3.23
+19.00　　-3.25	+18.00　　-3.11	+18.50　　-3.32	+17.25　　-3.10
+18.50　　-2.98	+17.75　　-2.97	+18.00　　-3.08	+17.00　　-2.97
+18.00　　-2.71	+17.50　　-2.83	+17.50　　-2.83	+16.75　　-2.84
+17.50　　-2.44	+17.25　　-2.69	+17.00　　-2.59	+16.50　　-2.72
+12.69　　正视	+12.16　　正视	+11.31　　正视	+10.79　　正视

B

图 7-1-4（续）

B. 使用手持角膜曲率计，平均角膜屈光力计算结果（49.12D）。

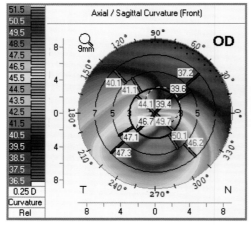
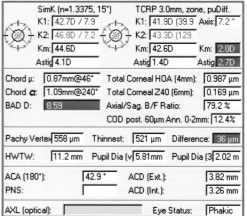

图 7-1-5　白内障术前信息图（Cataract Pre-OP）

大 2.7D。角膜前、后表面曲率半径比值 axial/sag. B/F ratio 为 79.2%，由此看出 Sim K 15° 高估了角膜屈光力，角膜形态呈现重度不规则。

如图 7-1-6 所示 pupil center 为 0.87mm，视轴与瞳孔轴的角距为 kappa 角，本例 kappa 角显著大于 0.4mm，提示 IOL 屈光

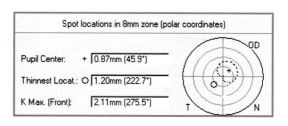

图 7-1-6　Topometric/KC-Staging 图

力计算时应选用以瞳孔（pupil）顶点为中心的角膜曲率，若应用以角膜顶点（apex）为中心的曲率则相差较大（图 7-1-7）。

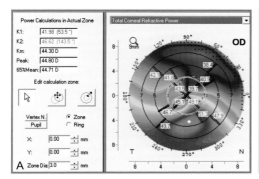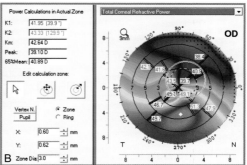

图 7-1-7　不同顶点的角膜曲率对比图

A. 以角膜顶点为原点，3mm 平均角膜屈光力为 44.30D；B. 以瞳孔为原点，3mm 平均角膜屈光力为 42.64D。

1. 角膜曲率类型选择

（1）该患者 B/F ratio 为 71.8%，若使用 Sim K 易导致远视误差。

（2）为避免圆锥产生的极值曲率的影响，选取 65%EKR 的曲率（图 7-1-8）。

（3）最终曲率选择：4.5mm 范围，以瞳孔为中心的 EKR65 平均角膜曲率 41.9D。

2. IOL 屈光力计算公式选择

在圆锥角膜眼中，SRK/T 公式误差最小。受曲率影响小的为 Hoffer Q 和 Haigis 公式。而最新的 Barrett Universal Ⅱ 公式并没有表现出较大的优势。可能因为陡峭角膜 SRK/T 易出现近视误差，抵消圆锥角膜眼中远视误差的趋势。因此本例患者选择 SRK/T 公式（图 7-1-9）。

（三）术中处理及术后随访

手术植入 IOL 型号：选择 Zeiss CT ASPHINA 509M，+18.5D。

术后 1 个月随访：裸眼视力 Vod 0.4。主觉验光（0DS/−2.00DC×115=0.6）。

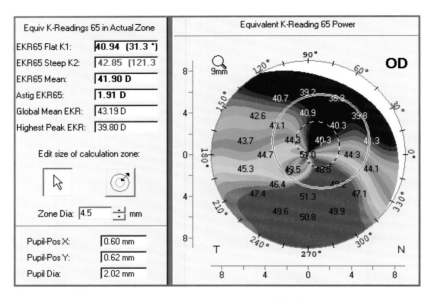

图 7-1-8　Pentacam EKR 报告结果

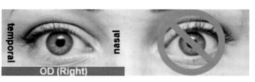

图 7-1-9　Pentacam IOL 屈光力计算报告

（四）规划过程总结

该患者双眼圆锥角膜病史，角膜胶原交联治疗后状态。前后表面不再是固定比值，该患者 B/F ratio 为 71.8%，Sim K 易高估角膜屈光力，患眼角膜形态不规则，为避免圆锥产生的极值曲率的影响，选取 65%EKR 的曲率代入 SRK/T 公式进行计算结果较为准确。

第二节　翼状胬肉合并白内障病例的角膜屈光力分析与规划

致角膜形态不规则的翼状胬肉合并白内障病例

（一）患者基本资料

患者，女性，77 岁。

主诉：双眼视力无痛性下降 1 年。

既往史：无特殊。

入院诊断：双眼老年核性白内障；双眼翼状胬肉，拟施行右眼白内障手术。

裸眼视力：Vod 0.03；Vos 0.1。

眼压：OD 7mmHg，OS 7mmHg（NCT）。

右眼前段照相如图 7-2-1 所示。

该患者的各项眼部生物参数如图 7-2-2。

（二）术前规划

获得患者 Pentacam 测得的眼部生物学参数（图 7-2-3、图 7-2-4）。

角膜屈光力分布图如图 7-2-5 所示。

进一步参考屈光力分布图中 EKR 报告结果（图 7-2-6），选取 4.5mm 区域的 EKR65 曲率值 43.9D 代入常规 IOL 屈光力计算公式计算（图 7-2-7）。

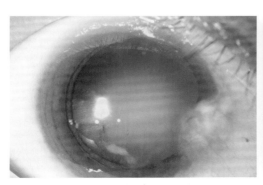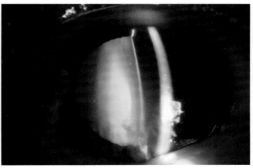

图 7-2-1　右眼前段照相

LS: 有晶状体		VS: 玻璃体		LS: 有晶状体		VS: 玻璃体	
Ref: ---		VA: ---		Ref: ---		VA: ---	
LVC: 未治疗		LVC 模式: -		LVC: 未治疗		LVC 模式: -	
目标屈光度: 平光		SIA: +0.00 D @ 0°		目标屈光度: 平光		SIA: +0.00 D @ 0°	
生物统计值							
AL: 23.50 mm	SD: 15 μm			AL: 23.24 mm (!)	SD: 23 μm		
ACD: 3.12 mm	SD: 7 μm			ACD: 2.96 mm	SD: 11 μm		
LT: 4.01 mm	SD: 10 μm			LT: 4.14 mm	SD: 16 μm		
WTW: 11.6 mm (!)				WTW: 11.6 mm (!)			
SE: 43.50 D (*)		K1: 43.25 D	@ 1°	SE: 42.77 D (*)		K1: 42.10 D	@ 90°
ΔK: -0.50 D	@ 1°	K2: 43.75 D	@ 91°	ΔK: -1.36 D	@ 90°	K2: 43.46 D	@180°
TSE: ---		TK1: ---		TSE: ---		TK1: ---	
ΔTK: ---		TK2: ---		ΔTK: ---		TK2: ---	

图 7-2-2　光学生物测量仪 IOL Master 700 眼部测量结果

注：患者合并翼状胬肉，眼表情况不佳，IOL Master 无法测出双眼的角膜曲率数值。

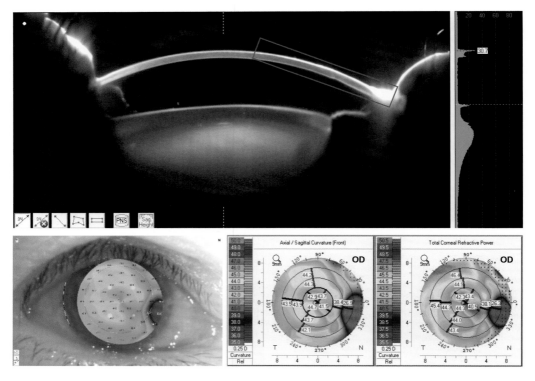

图 7-2-3　Scheimpflug 断层扫描图

注：Scheimpflug 断层扫描图评估胬肉侵犯的深度，角膜地形图判断光学区域的曲率受翼状胬肉影响程度，本例角膜地形图结果显示光学区的规则性尚可。

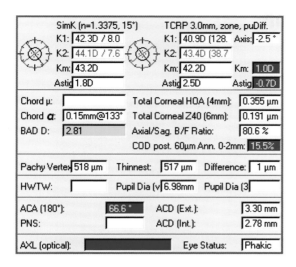

图 7-2-4　白内障术前信息图（Cataract Pre-OP）部分报告结果

结果解读：模拟角膜曲率 Sim K 为 43.2D，总角膜屈光力 TCRP 43.5D；Sim K 与 TCRP 两者相差不大，角膜前后表面曲率半径比值 axial/sag. B/F ratio 为 80.6%，角膜形态欠规则。

K-Readings (D) calculated in zones centered on apex								◉Zone ◉Apex ○K1/K2
								○Ring ○Pupil ◉Km/Astig
Zone Diameter	1.0 mm	2.0 mm	3.0 mm	4.0 mm	5.0 mm	6.0 mm	7.0 mm	8.0 mm
Axial / Sagittal Front Km	42.7	42.9	43.1	43.2	43.4	43.0	42.6	42.2
Astig	2.6 (19.5°)	2.3 (25.7°)	2.0 (34.9°)	1.9 (41.2°)	1.7 (47.7°)	1.7 (60.9°)	2.3 (71.3°)	3.1 (74.3°)
True Net Power Km	41.1	41.3	41.5	41.9	42.0	41.8	41.4	40.9
Astig	3.2 (24.6°)	2.8 (30.4°)	2.5 (38.6°)	2.3 (43.8°)	1.9 (49.4°)	1.9 (51.3°)	2.5 (71.1°)	3.4 (74.1°)
Tot. Refr. Power Km	41.5	41.8	42.1	42.6	43.0	43.0	42.9	42.8
Astig	3.0 (24.2°)	2.7 (30.2°)	2.5 (38.7°)	2.3 (44.0°)	1.9 (49.9°)	2.0 (62.3°)	2.6 (72.2°)	3.4 (75.0°)

图 7-2-5　角膜屈光力分布图

通过角膜屈光力分布图进一步评估角膜的规则性，本例患者角膜规则性可。

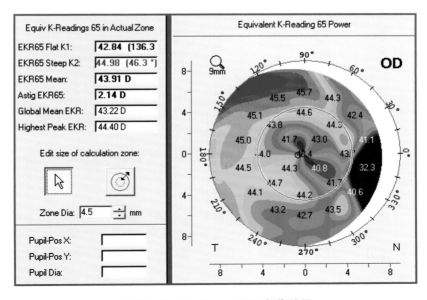

图 7-2-6　Pentacam EKR 报告结果

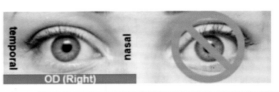

QS	AXL Align. (XY) !		Tgt Refr SEQ	0 D	SIA 0.21 D @ 200°
AL (opt.) manual	23.500 mm (M)			SimK 15° (n = 1.3375)	
ACD (Ext.)	3.3 mm		K1	42.3 D / 7.98 mm @ 126°	
Pupil Dia	0.00 mm		K2	44.1 D / 7.65 mm @ 36°	
HWTW	(M)		K Avg	43.2 D / 7.81 mm	
Chord μ			Astig	1.8 D	
TCRP WFA Z40, 6mm	0.191 μm		K1 Pre-Re fr.-Surg.		
TCRP WFA HOA, 4mm	0.355 μm		K2 Pre-Re fr.-Surg.		
OS-OD Test	No Test				

1 Alcon AcrySof IQ SN60WF		2 Alcon AcrySof IQ SN60WF	
SRK/T		Holladay1	
EKR65 4.5mm: 43.9 D		EKR65 4.5mm: 43.9 D	
IOL SEQ Emm. = +20.86 D ASRKT: 119		IOL SEQ Emm. = +20.87 D SF: 1.84	
IOL SEQ	**Refraction SEQ**	**IOL SEQ**	**Refraction SEQ**
+20.00	+0.57	+20.00	+0.58
+20.50	+0.24	+20.50	+0.25
+21.00	-0.09	+21.00	-0.08
+21.50	-0.43	+21.50	-0.42
+22.00	-0.78	+22.00	-0.76
3 Alcon AcrySof IQ SN60WF		4 Alcon AcrySof IQ SN60WF	
Hoffer Q		Barrett Universal II	
EKR65 4.5mm: 43.9 D		EKR65 4.5mm: 43.9 D	
IOL SEQ Emm. = +20.88 D pACD: 5.64		IOL SEQ Emm. = +20.96 D ABarrett: 119	
IOL SEQ	**Refraction SEQ**	**IOL SEQ**	**Refraction SEQ**
+20.00	+0.58	+20.00	+0.67
+20.50	+0.25	+20.50	+0.32
+21.00	-0.08	+21.00	-0.03
+21.50	-0.42	+21.50	-0.38
+22.00	-0.76	+22.00	-0.74

图 7-2-7　Pentacam IOL 屈光力计算报告（不同公式计算结果一致）

（三）术中处理及术后随访

手术植入 IOL 型号：选择 Alcon AcrySof SN60WF，+21.5D。

术后随访：术后 1 个月，裸眼视力，VOD 0.63，主觉验光结果，+0.5DS/−1.25DC×125=1.0（SE=−0.125D）。

（四）规划过程总结

该患者双眼翼状胬肉，Pentacam 评估胬肉侵犯程度，并能判断角膜光学区域规则性。考虑到翼状胬肉影响角膜形态和角膜曲率测量，选取 65%EKR 的曲率代入常规 IOL 公式进行计算结果较为准确。

小　结

　　角膜形态不规则的病例术前规划时,最重要的是要全面分析角膜不同直径不同范围的曲率的差异,以及高阶像差的变化,并在此基础上分析角膜曲率原点不同计算的屈光力差异,无论是圆锥角膜还是合并翼状胬肉眼的角膜曲率测量,当 IOL Master 无法测量出结果时,建议使用角膜地形图的曲率数值进行计算。对翼状胬肉患者,较大的胬肉建议手术切除后 1 个月以上再进行白内障手术,可获得相对稳定的角膜曲率的数值,应用断层扫描技术首先评估翼状胬肉侵犯角膜范围及深度,结合地形图判断光学区域的曲率受翼状胬肉和术后瘢痕影响程度,进一步通过角膜屈光力分布图分析光学区域的曲率变化及角膜规则性,曲率选择建议考虑区域范围的 EKR65 代入常规 IOL 屈光力计算公式计算。

　　角膜形态不规则的患者由于其角膜情况的复杂性和个体差异性,使用四维角膜曲率进行分析能得到多方位的个性化结果,对此类患者的人工晶状体选择具有一定指导意义。

（姚芝雯　李剑冰）

参 考 文 献

1. RAMAMURTHY S,SOUNDARYA B,SACHDEV GS. Topography-guided treatment in regular and irregular corneas. Indian J Ophthalmol,2020,68(12):2699-2704.
2. GOMES JA,TAN D,RAPUANO CJ,et al. Group of panelists for the global Delphi panel of keratoconus and ectatic diseases. Global consensus on keratoconus and ectatic diseases. Cornea,2015,34(4):359-369.
3. WATSON MP,ANAND S,BHOGAL M,et al. Cataract surgery outcome in eyes with keratoconus. Br J Ophthalmol,2014,98(3):361-364.
4. MOSHIRFAR M,WALKER BD,BIRDSONG OC. Cataract surgery in eyes with keratoconus:A review of the current literature. Curr Opin Ophthalmol,2018,29(1):75-80.
5. SMITH RG,KNEZEVIC A,GARG S. Intraocular lens calculations in patients with keratoectatic disorders. Curr Opin Ophthalmol,2020,31(4):284-287.
6. KANE JX,CONNELL B,YIP H,et al. Accuracy of intraocular lens power formulas modified for patients with keratoconus. Ophthalmology,2020,127(8):1037-1042.
7. MOSHIRFAR M,WALKER BD,BIRDSONG OC. Cataract surgery in eyes with keratoconus:A review of the current literature. Curr Opin Ophthalmol,2018,29(1):75-80.

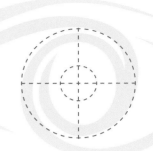

第八章

规则角膜散光病例角膜屈光力分析与规划

在接受白内障手术的患者中,大约有40%的患者合并有>1D的散光,并且约有15%~56%的患者术后仍残余>1D的散光。因此2017年中华医学会眼科学分会白内障与人工晶状体学组《我国散光矫正型人工晶状体临床应用专家共识(2017年)》建议规则散光≥0.75D的患者可植入散光矫正型人工晶状体(toric IOL),以矫正散光带来的不良视觉影响。有研究提示,散光矫正型人工晶状体术后残留散光的因素主要有角膜前表面散光的测量误差、手术源性散光、散光矫正型人工晶状体轴位偏移、角膜后表面散光(posterior corneal astigmatism,PCA)的测量误差等。角膜后表面散光一般约为0.3D,后表面的陡峭子午线通常为水平位,在12.96%的患者中,PCA≥0.5D。随着年龄的增长,角膜前表面散光对应的陡峭子午线有从垂直轴向水平轴移动的趋势,特别是在散光程度较低的眼,而角膜后表面陡峭子午线通常不会改变,也有文章报道随年龄增长,PCA中顺规散光比例增加。当角膜前表面散光顺规时,后表面所产生的逆规散光可以抵消一部分前表面的散光;当角膜后表面散光为顺规散光时,则相反;当出现前后轴向偏离,则应根据矢量计算结果。因此,近年的研究关注角膜后表面散光影响全角膜散光的结果,只测量前表面散光不能准确预测全角膜散光的大小和轴位。如果忽略后表面散光,往往会高估角膜顺规散光,低估逆规散光,同时会导致人工晶状体计算的准确性降低和术后的散光残留。大多数散光计算公式是基于模拟角膜屈光力来进行开发的,而通过实际测量的后表面散光值进行优化的公式则提高了公式预测的准确性。

目前计算散光矫正型人工晶状体的公式很多,不同的生产商提供相应的在线计算软件,新的光学测量仪也有内置的计算散光矫正型人工晶状体的计算公式。常用的计算散光矫正型人工晶状体的公式有Abulafia、Savini、Næser、Goggin和Holladay等开发的公式,并有在线计算资源共享。最近推出的Toric计算器有Kane开发的

（https://www.iolformula.com）和 EVO 公式（www.evoiolcalculator.com）；Abulafia-Koch 计算公式（https://www.physioltoric.eu/physioltoric）；Næser/Savini toric 计算器（https://www.soiweb.com/toric-calculator）；Holladay toric 计算器同样可在 https://www.hic-soap.com/calc/preop 上免费获得。总的来说，这些方法被认为是今天计算散光矫正型人工晶状体的标准。目前的散光矫正型人工晶状体的计算公式准确性比较，有报道称用 Barrett toric 计算公式时，使用预估的后表面散光和实际测量的后表面散光计算得到的预测准确性和 Kane toric 计算公式的预测准确性相当，而在后表面散光大时，使用实际测量的后表面散光值会比预估的后表面散光值在 Barrett toric 公式计算中准确性有优势。

因此，toric 人工晶状体计算结果的准确性提高依赖于角膜曲率的精准测量，尤其是基于角膜断层扫描的测量方法及后表面散光的测量和应用。

第一节　角膜规则散光病例的角膜屈光力分析与规划

一、角膜后表面散光正常的角膜规则散光病例

（一）患者基本资料

患者，女性，68 岁。

主诉：左眼无痛性视力下降 1 年余。

既往史：右眼老年性白内障，曾行右眼白内障超声乳化吸除联合人工晶状体植入术，右眼有翼状胬肉病史，曾行右眼翼状胬肉切除术。

裸眼视力：Vod 0.4，Vos 0.05。

主觉验光结果：OD −2.5DC × 89（0.63）；OS −3.00DS/−3.25DC × 101（0.16）。

左眼裂隙灯检查（图 8-1-1）示：左眼晶状体皮质及核不同程度混浊。

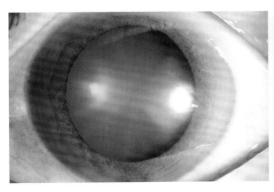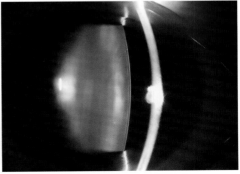

图 8-1-1　左眼眼前段照相

（二）术前规划

报告解读及规划思路：患者光学生物测量仪 IOL Master 700 提示左眼眼轴 24.94mm，角膜散光值为–2.46D@99°（图 8-1-2），光程差分析仪 OPD Scan Ⅲ 检查结果提示角膜散光值–1.99D@103°（图 8-1-3），二者角膜散光度数相差 0.46D，轴位相差 4°，差异在可接受范围，可明确该患者角膜散光度数较大。

由于患者另眼未矫正散光，自觉术后视觉质量不佳，配镜后可提高。术前谈话患者期望左眼能矫正散光，术前行角膜内皮检查及眼底检查均未提示异常，考虑为患者左眼

OD 右	IOL 计算		OS 左	
(●)			(●)	
眼睛状态				
LS: 人工晶状体	VS: 玻璃体		LS: 有晶状体	VS: 玻璃体
Ref: ---	VA: ---		Ref: ---	VA: ---
LVC: 未治疗	LVC 模式: -		LVC: 未治疗	LVC 模式: -
目标屈光度: -3.00 D	SIA: +0.00 D @ 0°		目标屈光度: -3.00 D	SIA: +0.00 D @ 0°
生物统计值				
AL: 26.04 mm	SD: 20 μm		AL: 24.94 mm	SD: 16 μm
ACD: 4.61 mm (!)	SD: 29 μm		ACD: 2.76 mm	SD: 5 μm
LT: 0.78 mm (!)	SD: 28 μm		LT: 4.81 mm	SD: 9 μm
WTW: 11.7 mm (!)			WTW: 11.3 mm	
SE: 44.97 D	SD: 0.02 D	K1: 43.87 D @ 86°	SE: 45.11 D	SD: 0.01 D	K1: 43.91 D @ 99°
ΔK: -2.25 D @ 86°		K2: 46.12 D @176°	ΔK: -2.46 D @ 99°		K2: 46.38 D @ 9°
TSE: ---		TK1: ---	TSE: ---		TK1: ---
ΔTK: ---		TK2: ---	ΔTK: ---		TK2: ---

图 8-1-2　光学生物测量仪 IOL Master 700 测量参数

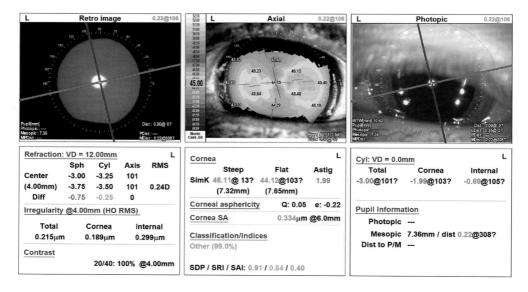

图 8-1-3　光程差分析仪 OPD Scan Ⅲ 结果

植入散光矫正型人工晶状体,行进一步的角膜断层扫描地形图检查。

报告解读及规划思路:Pentacam Cataract Pre-OP 中示意 "QS" 为 "OK"(图 8-1-4),报告质量合格。B/F ratio 为 82.8% 在正常范围。Sim K 15°散光 2.4D@12.4°,TCRP(3.0mm,zone,pupil)散光 2.0D@13.9°,两者散光度数差异 <0.5D,轴位差异 <5°,说明两者差异不大,推测后表面散光值小,果然在 4 maps refractive 屈光四联图(图 8-1-5)中查出后表面散光结果为−0.1D@15.7°。

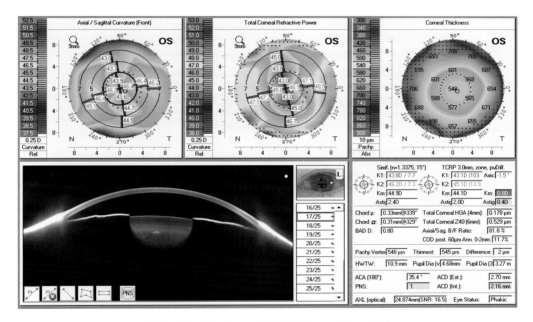

图 8-1-4　Pentacam 结果(Cataract Pre-OP)

患者自然瞳孔直径为 3.27mm,可以看出在角膜 3~4mm 区域(环)上,无论以角膜顶点还是瞳孔中心为参考原点,该患者的散光度数和轴向均无明显差异(图 8-1-5,图 8-1-6)。

总结,选择内置不同公式(不同曲率)计算结果如图 8-1-7、表 8-1-1 所示。另外,爱尔康散光矫正型人工晶状体在线计算器推荐植入 Alcon AcrySof SN6AT6(+15.0D@7°),该结果与表 8-1-1 各公式计算的结果差异不大,故我们最终为患者选择了植入 Alcon AcrySof SN6AT6(+15.0D@7°)。

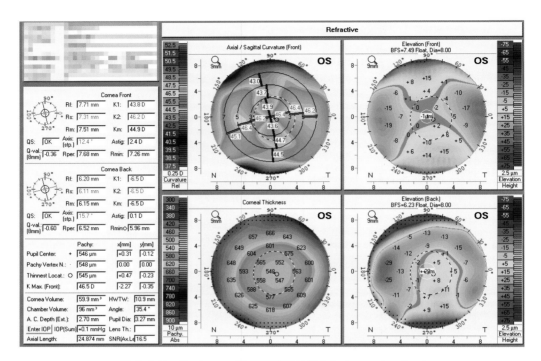

图 8-1-5　Pentacam 屈光四联图结果（4 maps refractive）

K-Readings (D) calculated on rings centered on vertex								Zone ○ Vertex N. ● K1/K2 ○ Ring ● Pupil ● Km/Astig
Ring Diameter	1.0 mm	2.0 mm	3.0 mm	4.0 mm	5.0 mm	6.0 mm	7.0 mm	8.0 mm
Axial / Sagittal Front	44.5	44.7	44.9	45.2	45.4	45.2	44.8	44.0
Astig	2.1 (18.1°)	2.4 (12.6°)	2.6 (9.9°)	2.3 (9.9°)	2.3 (8.4°)	2.0 (4.5°)	2.0 (5.3°)	2.5 (4.6°)
True Net Power Km	43.2	43.3	43.5	43.9	44.0	44.0	43.6	42.9
Astig	2.1 (18.9°)	2.6 (12.5°)	2.8 (9.6°)	2.5 (9.6°)	2.3 (8.2°)	1.9 (3.1°)	1.7 (2.1°)	2.3 (1.2°)
Tot. Refr. Power Km	43.8	44.0	44.5	45.1	45.8	46.4	46.9	46.9
Astig	2.1 (18.8°)	2.7 (12.6°)	2.9 (9.7°)	2.7 (9.7°)	2.6 (8.2°)	2.2 (3.4°)	2.2 (2.6°)	3.0 (1.2°)

A

K-Readings (D) calculated on rings centered on pupil center								Zone ○ Vertex N. ○ K1/K2 ○ Ring ● Pupil ● Km/Astig
Ring Diameter	1.0 mm	2.0 mm	3.0 mm	4.0 mm	5.0 mm	6.0 mm	7.0 mm	8.0 mm
Axial / Sagittal Front	44.7	44.7	44.9	45.2	45.3	45.3	44.9	44.0
Astig	1.1 (17.4°)	2.0 (13.8°)	2.3 (12.0°)	2.2 (11.8°)	2.1 (8.9°)	2.0 (2.3°)	2.0 (179.8°)	2.7 (179.8°)
True Net Power Km	43.5	43.3	43.5	43.8	44.0	44.0	43.8	43.0
Astig	1.0 (19.9°)	2.1 (14.4°)	2.5 (12.0°)	2.3 (12.0°)	2.2 (9.4°)	2.0 (1.8°)	1.8 (176.7°)	2.6 (175.9°)
Tot. Refr. Power Km	44.0	44.0	44.4	45.1	45.9	46.5	47.0	47.1
Astig	1.1 (19.0°)	2.1 (14.3°)	2.6 (12.1°)	2.6 (11.9°)	2.5 (9.2°)	2.4 (1.7°)	2.3 (176.7°)	3.4 (175.6°)

B

图 8-1-6　以角膜顶点（或瞳孔中心）不同区域（或环）上的屈光力分布
A. 环模式，角膜顶点为原点；B. 环模式，瞳孔中心为原点；

K-Readings (D) calculated in zones centered on vertex							○ Zone ● Vertex N. ○ K1/K2 ○ Ring ○ Pupil ● Km/Astig	
Zone Diameter	1.0 mm	2.0 mm	3.0 mm	4.0 mm	5.0 mm	6.0 mm	7.0 mm	8.0 mm
Axial / Sagittal Ftónt	44.5	44.6	44.7	44.9	45.0	45.1	45.1	44.9
Astig	1.9 (19.6°)	2.2 (15.9°)	2.4 (13.0°)	2.4 (11.5°)	2.3 (10.8°)	2.3 (9.4°)	2.2 (8.3°)	2.2 (7.6°)
True Net Power	43.3	43.3	43.4	43.6	43.6	43.8	43.8	43.7
Astig	2.0 (20.7°)	2.2 (16.3°)	2.5 (12.9°)	2.6 (11.3°)	2.5 (10.6°)	2.3 (9.2°)	2.2 (7.8°)	2.1 (6.5°)
Tot. Refr. PowerKm	43.7	43.8	44.0	44.4	44.7	45.2	45.6	45.9
Astig	2.0 (20.3°)	2.2 (16.1°)	2.6 (12.8°)	2.7 (11.3°)	2.7 (10.6°)	2.6 (9.1°)	2.4 (7.7°)	2.4 (6.3°)

C

K-Readings (D) calculated in zones centered on pupil center							○ Zone ○ Vertex N. ○ K1/K2 ○ Ring ● Pupil ● Km/Astig	
Zone Diameter	1.0 mm	2.0 mm	3.0 mm	4.0 mm	5.0 mm	6.0 mm	7.0 mm	8.0 mm
Axial / Sagittal Ftónt	44.7	44.7	44.7	44.9	45.0	45.2	45.1	45.0
Astig	0.3 (13.0°)	1.3 (15.2°)	1.9 (13.5°)	2.0 (12.7°)	2.1 (12.0°)	2.1 (9.7°)	2.0 (7.4°)	2.0 (5.4°)
True Net Power Km	43.5	43.5	43.5	43.5	43.7	43.8	43.8	43.7
Astig	0.3 (19.1°)	1.3 (16.6°)	1.9 (14.0°)	2.2 (13.0°)	2.1 (12.3°)	2.1 (10.1°)	2.0 (7.5°)	2.0 (4.6°)
Tot. Refr. PowerKm	44.0	44.0	44.1	44.4	44.8	45.2	45.6	46.0
Astig	0.3 (17.9°)	1.4 (16.3°)	2.0 (13.9°)	2.2 (12.9°)	2.4 (12.1°)	2.3 (9.8°)	2.3 (7.0°)	2.4 (3.9°)

D

图 8-1-6(续)

C. 区域模式,角膜顶点为原点;D. 区域模式,瞳孔中心为原点。

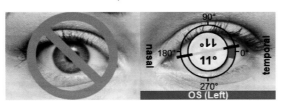

QS	OK	SNR	16.52	Tgt Refr SEQ 0 dpt		SIA 0.21 dpt @ 0°
AXL (optical)	24.874 mm			SimK 15° (n = 1.3375)		TCRP 3mm, zone, pup.
ACD (Ext.)	2.7 mm	K1		43.8 dpt / 7.71 mm @ 102°	43.1 dpt @ 104°	
Pupil Dia	3.27 mm	K2		46.2 dpt / 7.31 mm @ 12°	45.1 dpt @ 14°	
HWTW	10.9 mm	K Avg		45.0 dpt / 7.50 mm	44.1 dpt	
Chord µ	0.33 mm	Astig		2.4 dpt	2.0 dpt	
TCRP WFA Z40, 6mm	0.529 µm	K1 Pre-Refr.-Surg.				
TCRP WFA HOA, 4mm	0.178 µm	K2 Pre-Refr.-Surg.				
OS-OD Test	No Test					

13 Alcon AcrySof IQ Toric SN6AT(2-9)

Barrett Toric, measured

K1/K2 (SimK 15◇): Astig: 2.4D @ 12◇   K1 = 43.8 dpt / K2 = 46.2 dpt

A Barrett: 119.2

IOL SEQ	Refraction SEQ	IOL Toricity	Astig. Res.
+14.00	+0.53	T3 1.50 D	+1.41 dpt @ 11°
+14.50	+0.21	T4 2.25 D	+0.92 dpt @ 11°
+15.00	-0.13	T5 3.00 D	+0.43 dpt @ 11°
+15.50	-0.47	T6 3.75 D	+0.06 dpt @ 101°
+16.00	-0.81	T7 4.50 D	+0.55 dpt @ 101°

IOL	SEQ: +15.00 D T6 (3.75 D)
IOL Axis	11°
Residual Refr.	SEQ -0.13 C +0.06 @ 101
Incision Axis	0°

A

图 8-1-7 Pentacam IOL 屈光力计算报告

A. 实际测得的后表面曲率的计算结果;

incision
IOL axis

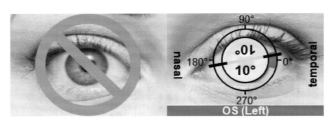

OS
(Left)

QS	OK		SNR	16.52	Tgt Refr SEQ 0 dpt	SIA 0.21 dpt @ 0°
AXL (optical)		24.874 mm			SimK 15° (n = 1.3375)	TCRP 3mm, zone, pup.
ACD (Ext.)		2.7 mm		K1	43.8 dpt / 7.71 mm @ 102°	43.1 dpt @ 104°
Pupil Dia		3.27 mm		K2	46.2 dpt / 7.31 mm @ 12°	45.1 dpt @ 14°
HWTW		10.9 mm		K Avg	45.0 dpt / 7.50 mm	44.1 dpt
Chord µ		0.33 mm		Astig	2.4 dpt	2.0 dpt
TCRP WFA Z40, 6mm		0.529 µm		K1 Pre-Refr.-Surg.		
TCRP WFA HOA, 4mm		0.178 µm		K2 Pre-Refr.-Surg.		
OS-OD Test		No Test				

14　Alcon AcrySof IQ Toric SN6AT(2-9)

Barrett Toric, estimated
K1/K2 (SimK 15◇: Astig: 2.4D @ 12◇　K1 = 43.8 dpt / K2 = 46.2 dpt
A Barrett: 119.2

IOL SEQ	Refraction SEQ	IOL Toricity	Astig. Res.
+14.00	+0.53	T3 1.50 D	+1.50 dpt @ 11°
+14.50	+0.21	T4 2.25 D	+1.01 dpt @ 11°
+15.00	-0.13	T5 3.00 D	+0.52 dpt @ 11°
+15.50	-0.47	T6 3.75 D	+0.03 dpt @ 11°
+16.00	-0.81	T7 4.50 D	+0.46 dpt @ 101°

IOL	SEQ: +15.00 D T6 (3.75 D)
IOL Axis	10°
Residual Refr.	SEQ -0.13 C +0.03 @ 11
Incision Axis	0°

B

图 8-1-7(续)

B. 估计的后表面曲率的计算结果。

表 8-1-1　各个公式的 toric IOL 计算结果

公式		散光矫正型人工晶状体度数	植入轴位	残余柱镜
Barrett toric	measured PCA	SN6AT5（3.00D）	16°	0.09D@106°
	estimated PCA	SN6AT6（3.75D）	10°	0.03D@11°
Savini toric		SN6AT5（3.00D）	16°	0.09D@106°

（三）术后随访

术后第一个月复查情况：裸眼视力，0.63，主觉验光，-0.25DS（1.0）。

（四）规划过程总结

该患者术前光学生物测量仪 IOL Master 700、光程差分析仪 OPD Scan Ⅲ 检查结果提示角膜散光较大（均大于 0.75D），患者右眼眼轴 >26mm 未矫正散光，影响了远视觉的成像质量，因此患者希望左眼获得比较好的远视觉质量，患者无手术禁忌证，结合患者要求，考虑为患者矫正散光，进一步提高患者的术后视觉质量。光程差分析仪 OPD Scan Ⅲ 结果提示患者散光规则，呈对称领结形。结合 Cataract Pre-OP、屈光力分布图以及比较不同曲率测量设备的测量值，选择合适的角膜曲率进行 IOL 屈光力计算。选择第五代的 Barrett toric 公式进行 IOL 屈光力计算。术后主觉验光球镜度为 –0.25D，无残余散光。患者左眼术后视觉质量较右眼明显提高，患者感到满意。

二、角膜后表面散光较大的角膜规则散光病例

（一）患者基本情况

患者，女性，66 岁。

主诉：右眼无痛性视力下降 1 年余。

既往史：左眼老年性白内障，曾行白内障摘除手术。

裸眼视力：Vod 0.4，Vos 0.08。

主觉验光结果：OD +2.5DS/–2.5DC×170（0.8）；OS +1.25DS/–4.00DC×10（0.7）。

右眼裂隙灯检查（图 8-1-8）示：晶状体皮质及核均有混浊。

（二）术前规划

报告解读及规划思路：患者眼轴 23.70mm，主觉验光提示散光值-2.5D@170°，IOL Master 700 提示散光值 –3.43D@174°（图 8-1-9），光程差分析仪 OPD Scan Ⅲ 检查结果提示角膜散光值 –3.05D@173°（图 8-1-10），眼内散光 0.07D@12°，角膜散光在两者中呈现较好的一致性，均提示散光值 >0.75D。

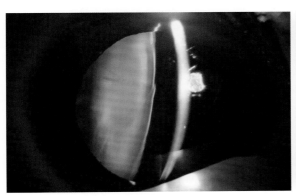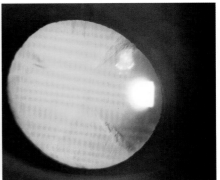

图 8-1-8　右眼眼前段照相

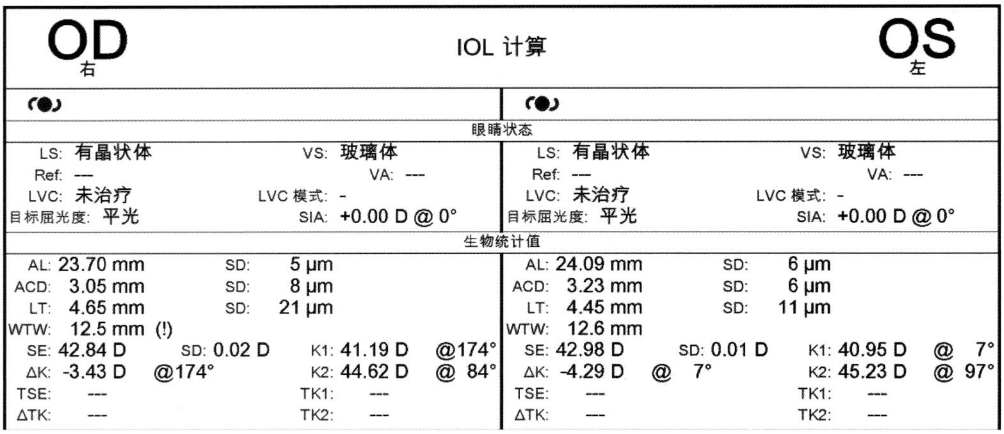

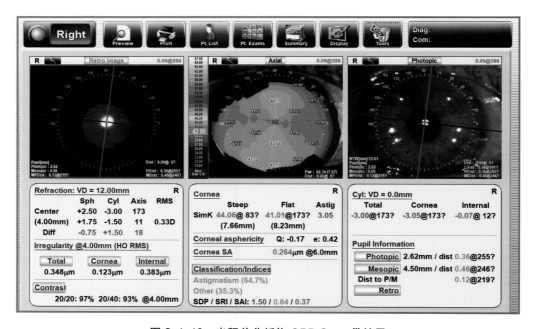

图 8-1-9   光学生物测量仪 IOL Master 700 测量参数

图 8-1-10   光程差分析仪 OPD Scan Ⅲ 结果

　　由于患者期望能矫正散光,术前行角膜内皮检查及眼底检查均未提示异常,考虑为患者植入散光矫正型人工晶状体,行进一步的角膜断层扫描地形图检查。

　　Pentacam Cataract Pre-OP 中示意 "QS" 为 "OK",报告质量合格(图 8-1-11)。B/F ratio 为 82.5% 在正常范围。Sim K 15°散光为 3.1D@78.1°,TCRP(3.0mm,zone,pupil)散光为 2.3D@75.0°,两者散光度数相差 0.8D(>0.5D),轴位相差 3.1°,差异明显。又在屈光四联图 4 Maps Refractive 图中发现角膜后表面散光较大,为−0.7D(>0.3D)@85.6°,且为逆规

散光(图 8-1-12)。因此,该病例若使用 Sim K 15°散光进行 toric IOL 度数计算可能会高估角膜散光值,应该重视角膜后表面散光对 toric IOL 计算准确性的影响。角膜不规则散光(total cornea irregular astig)为 0.110μm<0.3μm,角膜形态规则。

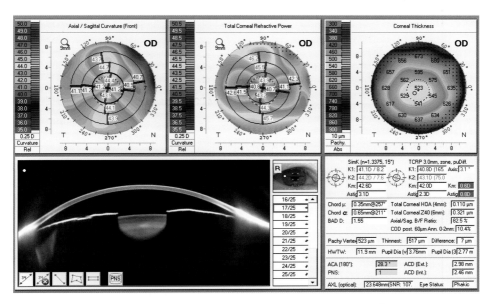

图 8-1-11　Pentacam 检查结果(Cataract Pre-OP)

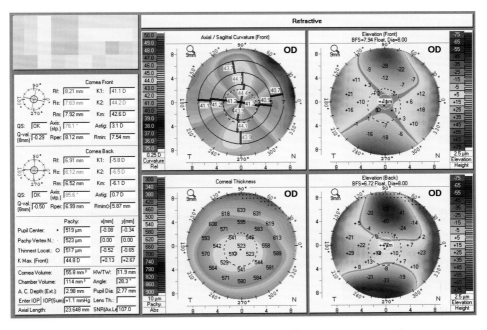

图 8-1-12　Pentacam 屈光四联图结果(4 Maps Refractive)

总结，选择内置不同公式（不同曲率）计算结果如图 8-1-13、表 8-1-2 所示，最终为患者选择了 Barrett Toric 公式实际测量 PCA 模式的计算结果，植入 Alcon AcrySof SN6AT5（+22.0D@76°）。

表 8-1-2　各个公式的 toric IOL 计算结果

公式		Toric IOL 型号	植入轴位	残余柱镜
Barrett Toric	measured PCA	SN6AT5（3.00D）	76°	0.09D@76°
	estimated PCA	SN6AT5（3.00D）	77°	0.28D@77°
Savini Toric		SN6AT6（3.75D）	77°	0.21D@167°

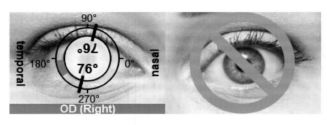

QS OK		SNR 107.02	Tgt Refr SEQ 0 dpt		SIA 0.21 dpt @ 200°
AXL (optical)	23.648 mm		**SimK 15° (n = 1.3375)**		**TCRP 3mm, zone, pup.**
ACD (Ext.)	2.98 mm	**K1**	41.1 dpt / 8.21 mm @ 168°		40.8 dpt @ 165°
Pupil Dia	2.77 mm	**K2**	44.2 dpt / 7.64 mm @ 78°		43.1 dpt @ 75°
HWTW	11.9 mm	**K Avg**	42.7 dpt / 7.91 mm		42.0 dpt
Chord µ	0.35 mm	**Astig**	3.1 dpt		2.3 dpt
TCRP WFA Z40, 6mm	0.321 µm		**K1 Pre-Refr.-Surg.**		
TCRP WFA HOA, 4mm	0.110 µm		**K2 Pre-Refr.-Surg.**		
OS-OD Test		No Test			

13 Alcon AcrySof IQ Toric SN6AT(2-9)

Barrett Toric, measured
K1/K2 (SimK 15⬦): Astig: 3.1D @ 78⬦ K1 = 41.1 dpt / K2 = 44.2 dpt
A Barrett: 119.2

IOL SEQ	Refraction SEQ	IOL Toricity	Astig. Res.
+21.00	+0.68	T3 1.50 D	+1.12 dpt @ 76°
+21.50	+0.33	T4 2.25 D	+0.61 dpt @ 76°
+22.00	-0.02	T5 3.00 D	+0.09 dpt @ 76°
+22.50	-0.39	T6 3.75 D	+0.43 dpt @ 166°
+23.00	-0.75	T7 4.50 D	+0.94 dpt @ 166°

IOL	SEQ: +22.00 D T6 (3.75 D)
IOL Axis	76°
Residual Refr.	SEQ -0.02 C +0.43 @ 166
Incision Axis	200°

A

图 8-1-13　Pentacam IOL 屈光力计算报告

A. 实际测得的后表面曲率的测量结果

OD
(Right)

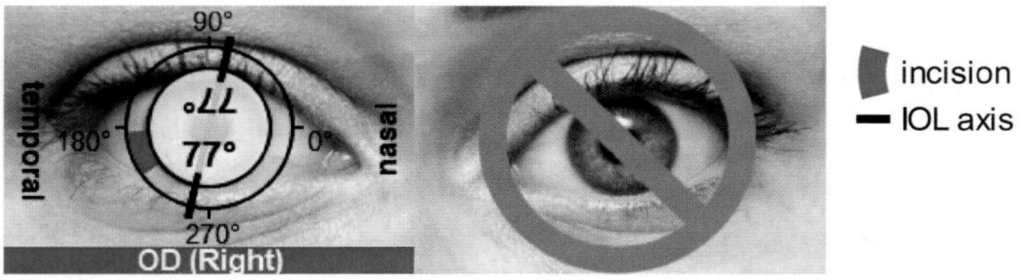

QS	OK	SNR	107.02	Tgt Refr SEQ	0 dpt	SIA	0.21 dpt @ 200°
AXL (optical)	23.648 mm				SimK 15° (n = 1.3375)		TCRP 3mm, zone, pup.
ACD (Ext.)	2.98 mm			K1	41.1 dpt / 8.21 mm @ 168°		40.8 dpt @ 165°
Pupil Dia	2.77 mm			K2	44.2 dpt / 7.64 mm @ 78°		43.1 dpt @ 75°
HWTW	11.9 mm			K Avg	42.7 dpt / 7.91 mm		42.0 dpt
Chord μ	0.35 mm			Astig	3.1 dpt		2.3 dpt
TCRP WFA Z40, 6mm	0.321 μm				K1 Pre-Refr.-Surg.		
TCRP WFA HOA, 4mm	0.110 μm				K2 Pre-Refr.-Surg.		
OS-OD Test	No Test						

14 Alcon AcrySof IQ Toric SN6AT(2-9)

Barrett Toric, estimated

K1/K2 (SimK 15�: Astig: 3.1D @ 78�　K1 = 41.1 dpt / K2 = 44.2 dpt

A Barrett: 119.2

IOL SEQ	Refraction SEQ	IOL Toricity	Astig. Res.
+21.00	+0.68	T3 1.50 D	+1.32 dpt @ 77°
+21.50	+0.33	T4 2.25 D	+0.80 dpt @ 77°
+22.00	-0.02	T5 3.00 D	+0.28 dpt @ 77°
+22.50	-0.39	T6 3.75 D	+0.23 dpt @ 167°
+23.00	-0.75	T7 4.50 D	+0.75 dpt @ 167°

IOL	SEQ: +22.00 D T5 (3.00 D)
IOL Axis	77°
Residual Refr.	SEQ -0.02 C +0.28 @ 77
Incision Axis	200°

B

图 8-1-13（续）

B. 估计的后表面曲率的测量结果。

（三）术后随访

术后 1 个月情况：裸眼视力明显提高，Vod 0.8，主觉验光，+0.25DS/−0.5DC × 169（1.0）。光程差分析仪 OPD Scan Ⅲ结果同样比较理想，无残留散光（图 8-1-14）。

（四）规划过程总结

该患者术前光学生物测量仪 IOL Master 700、光程差分析仪 OPD Scan Ⅲ结果提示角膜散光较大（均大于 0.75D），视远有脱镜需求，患者无手术禁忌证，结合患者要求，考虑为患者矫正散光，进一步提高患者的术后视觉质量。光程差分析仪 OPD Scan Ⅲ结果提示患者散光规则，呈对称领结形。但是 Pentacam 屈光四联图进一步提示角膜后表面散光为 0.7D@85.6°（前表面 3.1D@78.1°）。结合 Cataract Pre-OP、屈光力分布图以及比较不同曲率测量设备的测量值，选择合适的角膜曲率和不同公式进行 IOL 屈光力计算。最终采用

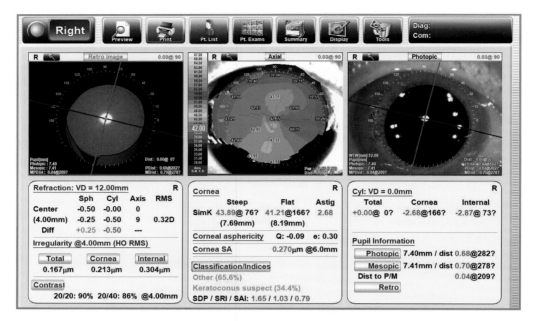

图 8-1-14   光程差分析仪 OPD Scan Ⅲ 结果

在 Pentacam 后表面数据实测 PCA 模式下应用第五代 Barrett Toric 公式计算的结果,为患者植入 toric IOL。术后主觉验光等效球镜为 0D,柱镜–0.5DC,轴位未发生偏移。术后光程差分析仪 OPD Scan Ⅲ 检查显示总散光为 0D,角膜散光与眼内散光匹配性良好,提示散光矫正效果较好。

第二节   高度近视合并散光病例的角膜屈光力分析与规划

高度近视和白内障是世界范围内导致失明的主要原因。高度近视是白内障发展和白内障手术的一个重要危险因素,核性白内障的概率增加 3.8 倍,白内障手术的概率增加 4.81 倍。此外,高度近视患者对术后视力功能有较高的期望,因为他们比老年性白内障患者年龄更小,更早需要白内障手术。其中很多患者同时合并散光,文献报道人工晶状体眼近视散光残留 >1D 会使近视力显著降低。

传统的矫正散光的手术方法包括在角膜上做切口,如角膜缘松解术,由于不同的愈合反应和手术技术,其结果是不可预测和可变的。其他的缺点包括可能存在的过度矫正、穿孔和伤口渗漏的风险,这些都限制了这种方法在临床实践中的应用。大量研究表明,toric IOL 比角膜缘松解切口更能精确矫正散光。Sun 等的回顾性研究显示,toric IOL 组术后平均柱镜较球面 IOL 植入联合角膜缘松解切口组小($P<0.05$),提示其在效率和精度方面具有优势。

影响 toric IOL 旋转稳定性的危险因素包括眼轴长度（AL）、IOL 设计和材料、撕囊尺寸、悬韧带情况、囊袋直径。IOL 轴位 10° 的偏差会使校正功率降低 35%。Shah 等人的一项研究发现，AL 越长的眼睛 IOL 轴位旋转风险越高，结果表明，AL 是影响旋转稳定性的主要因素。与近视眼 toric IOL 植入术预后较差相关的进一步因素包括囊袋松弛、过深的前房和玻璃体液化。所有这些因素都增加了手术的难度，并可能导致预后较差。因此，在高度近视眼中植入 toric IOL 需要谨慎，但并不是绝对禁忌。Lu 等对术后 1 年 toric IOL 的旋转研究发现，高度近视者平均旋转 8.83° ± 5.26°，toric IOL 的旋转与眼轴长度的相关性具有统计学意义；Shah 等对 168 只眼术后 1 周、1 个月、3 个月、6 个月的 toric IOL 观察研究发现，近视患者的旋转较非近视患者大，两者间差异具有明显统计学意义。然而有研究对比了 toric IOL 在低度近视和高度近视的植入效果，观察结果发现两组均能获得较好的散光矫正效果和术后视力，且两组的旋转稳定性未见统计学差异；Xu 等在对 AL>25mm 的 toric IOL 患者研究中发现，toric IOL 的术后旋转与 AL 长度相关性无统计学意义，与前囊的撕囊面积相关性有统计学意义。

高度近视合并角膜规则散光病例

（一）患者基本情况

患者，女性，37 岁。

主诉：左眼无痛性视力下降 1 年余。

既往史：右眼有“并发性白内障”史，曾行右眼白内障超声乳化吸除联合人工晶状体植入术（植入 ZCT400，+13.5D @85°）。

裸眼视力：Vod 0.4；Vos 0.16。

主觉验光结果：OS −10.0DS/−2.50DC × 180。

左眼裂隙灯检查（图 8-2-1）示：晶状体以核性混浊为主。

（二）术前规划

报告解读及规划思路：根据检查结果患者左眼眼轴 27.90mm，主觉验光提示除高度近视外，联合散光值为−2.50DC@180°，光学生物测量仪 IOL Master 700（图 8-2-2）提示左眼角膜散光值−3.13D@180°，光程差分析仪 OPD Scan Ⅲ 检查（图 8-2-3）结果提示角膜散光值−2.91@178°。当前检查均提示散光值 >0.75D，散光值大小和散光轴向较为一致。

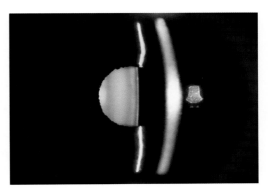

图 8-2-1　左眼眼前段照相

OD 右				IOL 计算	OS 左			
眼睛状态								
LS: 有晶状体		VS: 玻璃体			LS: 有晶状体		VS: 玻璃体	
Ref: ---		VA: ---			Ref: ---		VA: ---	
LVC: 未治疗		LVC 模式: -			LVC: 未治疗		LVC 模式: -	
目标屈光度: -3.00 D		SIA: +0.00 D @ 0°			目标屈光度: -3.00 D		SIA: +0.00 D @ 0°	
生物统计值								
AL: 27.46 mm	SD: 11 μm				AL: 27.90 mm	SD: 8 μm		
ACD: 4.01 mm	SD: 5 μm				ACD: 4.05 mm	SD: 8 μm		
LT: 3.71 mm	SD: 8 μm				LT: 3.67 mm	SD: 11 μm		
WTW: 11.7 mm					WTW: 11.8 mm			
SE: 43.93 D	SD: 0.01 D	K1: 42.54 D	@175°		SE: 44.05 D	SD: 0.02 D	K1: 42.54 D	@180°
ΔK: -2.88 D	@175°	K2: 45.42 D	@ 85°		ΔK: -3.13 D	@180°	K2: 45.67 D	@ 90°
TSE: ---		TK1: ---			TSE: ---		TK1: ---	
ΔTK: ---		TK2: ---			ΔTK: ---		TK2: ---	

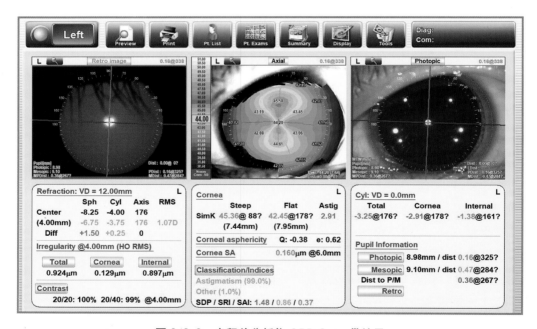

图 8-2-2 光学生物测量仪 IOL Master 700 测量参数

图 8-2-3 光程差分析仪 OPD Scan Ⅲ结果

患者行角膜内皮检查及眼底检查均未提示异常，考虑为患者植入散光单焦矫正型人工晶状体，须行进一步的角膜断层扫描地形图检查。

Pentacam Cataract Pre-OP（图 8-2-4）中示意“QS”为“OK”，报告质量合格。Sim K 3.1D@85.4°，TCRP（3.0mm，zone，pupil）为 3.1D@85.0°，两者差异大小 <0.5D，轴位差异 <5°，说明两者差异不大。B/F ratio 为 80.4%，在正常范围。角膜后表面散光度数为 0.6D（图 8-2-5）。根据患者意愿术后要求保留一定程度近视，目标屈光度为-3D，计算结果如图 8-2-6 所示。

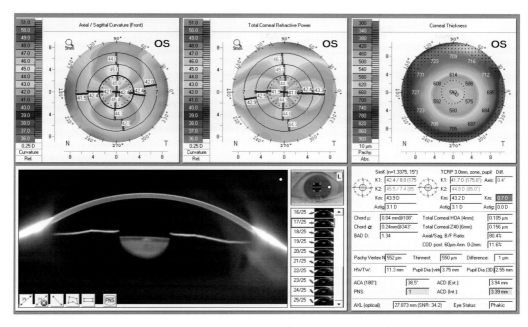

图 8-2-4　Pentacam 结果（Cataract Pre-OP）

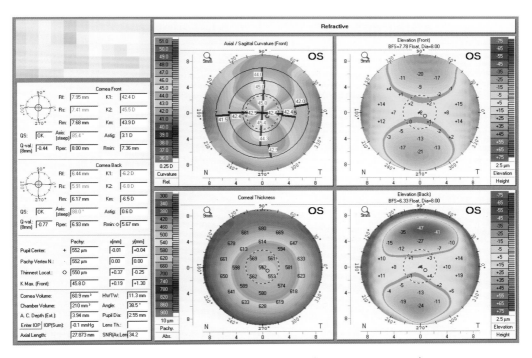

图 8-2-5　Pentacam 屈光四联图结果（4 Maps Refractive）

AMO TECNIS® 1-Piece toric IOL, ZCT			14 AMO TECNIS® 1-Piece toric IOL, ZCT		
Barrett Toric, measured			**Barrett Toric, estimated**		
K1/K2 (SimK 15◆: Astig: 3.1D @85◆　K1 = 42.4 D / K2 = 45.5 D			K1/K2 (SimK 15◆: Astig: 3.1D @85◆　K1 = 42.4 D / K2 = 45.5 D		
A Barrett: 119.3			A Barrett: 119.3		
IOL SEQ	**Refraction SEQ**	**IOL Toricity**　**Astig. Res.**	**IOL SEQ**	**Refraction SEQ**	**IOL Toricity**　**Astig. Res.**
+11.50	-2.40	ZCT150 1.50 D　+1.48 D @ 84°	+11.50	-2.40	ZCT225 2.25 D　+1.21 D @ 84°
+12.00	-2.74	ZCT225 2.25 D　+0.98 D @ 84°	+12.00	-2.74	ZCT300 3.00 D　+0.70 D @ 84°
+12.50	-3.09	ZCT300 3.00 D　+0.47 D @ 84°	+12.50	-3.09	ZCT375 3.75 D　+0.20 D @ 84°
+13.00	-3.43	ZCT375 3.75 D　+0.04 D @ 174°	+13.00	-3.43	ZCT450 4.50 D　+0.31 D @ 174°
+13.50	-3.79	ZCT450 4.50 D　+0.55 D @ 174°	+13.50	-3.79	ZCT525 5.25 D　+0.82 D @ 174°
IOL	SEQ: +12.50 D ZCT300 (3.00 D)		**IOL**	SEQ: +12.50 D ZCT375 (3.75 D)	
IOL Axis	84°		**IOL Axis**	84°	
Residual Refr.	SEQ -3.09 C +0.47 @ 84		**Residual Refr.**	SEQ -3.09 C +0.20 @ 84	
Incision Axis	0°		**Incision Axis**	0°	

图 8-2-6　Pentacam IOL 屈光力计算报告，目标屈光度为 -3D

　　总结，根据内置公式及不同后表面曲率值计算结果（图 8-2-6、表 8-2-1），选定 Pentacam 内置 Barrett toric 公式的 measured PCA 计算模式推荐的 IOL 型号：AMO TECNIS ZCT375 术后残余散光最小，而实际厂家人工晶状体型号梯度只有 ZCT100、ZCT150、ZCT225、ZCT300 和 ZCT400，因此选择植入 IOL AMO TECNIS ZCT400（+12.0D @91°）。

表 8-2-1　各个公式的 toric IOL 计算结果

公式		toric IOL 型号	植入轴位	残余柱镜
Barrett toric	measured PCA	ZCT375（3.75D）	84°	0.04D@174°
	estimated PCA	ZCT375（3.75D）	84°	0.20D@84°
Savini toric		ZCT525（5.25D）	85°	+0.06D@85°

（三）术后随访

术后 1 个月验光：-2.25DS（0.9）。

术后 3 个月复查情况：裸眼视力 Vos 0.32，主觉验光，OS -2.00DS/-0.50DC × 137（0.9）。

（四）规划过程总结

该患者有高度近视，同时术前光学生物测量仪 IOL Master 700、光程差分析仪 OPD Scan Ⅲ 结果提示角膜散光较大（均大于 0.75D），考虑到患者右眼白内障手术后保留了 -3.00D 的近视，故左眼目标屈光度也预留一定的近视，以满足患者视近需求。术后左眼残留散光在 0.5D 以内，患者非常满意手术效果。

小　　结

　　角膜散光是导致白内障患者术后视力不佳的重要因素之一，可明显影响白内障摘除术后的视觉质量。目前，白内障患者矫正散光的主要方法包括术后戴镜、行角膜屈光手术和使用散光矫正型 IOL。toric IOL 在临床得到了越来越广泛的应用。多项临床研究结果表明，toric IOL 的散光矫正范围广，手术预测性强，术后效果良好、稳定，可以显著降低白内障患者术后的残留散光度数,提高患者的裸眼远视力和脱镜率,使患者的满意度提高。对于合并规则角膜散光白内障患者只要进行了细致全面的四维角膜曲率评估,尤其是后表面散光较大的患者,可以提高 IOL 计算的准确性,同样可以满足患者对术后视功能的较高期望。

(李娅娜　秦璐)

参 考 文 献

1. 中华医学会眼科学分会白内障与人工晶状体学组 . 我国散光矫正型人工晶状体临床应用专家共识(2017 年). 中华眼科杂志,2017,53(1):7-10.

2. KESHAV V,HENDERSON BA. Astigmatism management with intraocular lens surgery. Ophthalmology,2021,128(11):e153-e163.

3. HIRNSCHALL N,FINDL O,BAYER N,et al. Sources of error in toric intraocular lens power calculation. J Refract Surg,2020,36(10):646-652.

4. NANAVATY MA,TEELUCK K,BARDAN AS,et al. Residual refractive astigmatism following toric intraocular lens implantation without consideration of posterior corneal astigmatism during cataract surgery with low anterior keratometric astigmatism up to 2.5 dioptres. Curr Eye Res,2019,44(12):1399-1406.

5. SHAO X,ZHOU KJ,PAN AP,et al. Age-related changes in corneal astigmatism. J Refract Surg,2017,33(10):696-703.

6. UENO Y,HIRAOKA T,BEHEREGARAY S,et al. Age-related changes in anterior,posterior,and total corneal astigmatism. J Refract Surg,2014,30(3):192-197.

7. LI HE,WANG Y,CHEN MS,et al. Zhong Hua Yan Ke Za Zhi,2021,57:56-62.

8. SANO M,HIRAOKA T,UENO Y,et al. Influence of posterior corneal astigmatism on postoperative refractive astigmatism in pseudophakic eyes after cataract surgery. BMC Ophthalmol,2016,16(1):212.

9. JIANG Y,TANG Y,JING Q,et al. Distribution of posterior corneal astigmatism and aberration before cataract surgery in Chinese patients. Eye(Lond),2018,32(12):1831-1838.

10. FERREIRA TB,RIBEIRO P,RIBEIRO FJ,et al. Comparison of methodologies using estimated or measured values of total corneal astigmatism for toric intraocular lens power calculation. J Refract Surg,2017,33(12):794-800.

11. CANOVAS C,ALARCON A,ROSÉN R,et al. New algorithm for toric intraocular lens power calculation considering the posterior corneal astigmatism. J Cataract Refract Surg,2018,44(2):168-174.

12. YANG S,BYUN YS,KIM HS,et al. Comparative accuracy of Barrett toric calculator with and without posterior corneal astigmatism measurements and the Kane toric formula. Am J Ophthalmol,2021,231:48-57.

13. REITBLAT O,LEVY A,MEGIDDO BARNIR E,et al. Toric IOL calculation in eyes with high posterior corneal astigmatism. J Refract Surg,2020,36(12):820-825.

14. KANTHAN GL,MITCHELL P,ROCHTCHINA E,et al. Myopia and the long-term incidence of

cataract and cataract surgery：The Blue Mountains Eye Study. Clin Exp Ophthalmol，2014，42（4）：
347-353.

15. TAN AG，KIFLEY A，THAM YC，et al. Six-year incidence of and risk factors for cataract surgery in
a multi-ethnic Asian population：The Singapore epidemiology of eye diseases study. Ophthalmology，
2018，125（12）：1844-1853.

16. SHAH GD，PRAVEEN MR，VASAVADA AR，et al. Rotational stability of a toric intraocular lens：
Influence of axial length and alignment in the capsular bag. J Cataract Refract Surg，2012，38（1）：
54-59.

17. GUO T，GAO P，FANG L，et al. Efficacy of toric intraocular lens implantation in eyes with high
myopia：A prospective，case-controlled observational study. Exp Ther Med，2018，15（6）：5288-5294.

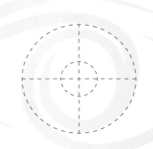

第九章

不规则角膜散光病例角膜屈光力分析与规划

角膜散光可分为规则散光和不规则散光。最大屈光力和最小屈光力主子午线相互垂直者为规则散光,而根据最大屈光力主子午线轴位又可分为顺规散光(90°±30°)、逆规散光(180°±30°)和斜向散光(30°~60°或120°~150°)。各子午线屈光力不相同,同一子午线不同部位屈光力不一致者为不规则散光,角膜不规则散光在正常人群中的占比约为7.1%。合并翼状胬肉、角膜斑翳、圆锥角膜等情况的患者,角膜不规则散光的比例更高。

角膜不规则散光一般定义为角膜同一子午线上曲率各不相同或两条主子午线互不垂直。角膜地形图不仅能对角膜散光进行定性分析,对角膜不规则散光的定量分析及分型在许多手术和诊断中都显示出其价值。例如,Gao Y 等人的研究中将不规则散光根据其角膜地形图表现分成以下三种类型。

1)半子午线型:两条主子午线在中心 3mm 区域呈近似垂直分布,但一条主子午线上的两条半子午线斜率不等,且两条半子午线之间的 K 值差值大于 3D。

2)倾斜的半子午线型:斜率相等但不对齐的两条半子午线,由中心 3mm 区域内的一条半子午线与另一条经中线轴对称的半子午线同时延伸形成锐角(30°~45°)。

3)周边不规则型:中心 3mm 区域内的两条主要子午线大致垂直分布,但周边呈现不规则,这种类型不规则散光对患者视觉质量影响较小。

此外,角膜的不规则散光还可通过对全角膜光学组分的拆分得到具体化的分析。Zernike 多项式分析基于光线追踪下的视觉质量分析,通过多项式进行拆分,0 为常数或平移项,1 和 2 表示 x 轴和 y 轴的倾斜项,3 为离焦,4 和 5 表示 XY 轴向像散等。Fourier 谐波分析将图像视为复合波,物理学上,任何频率和振幅的不规则波都可以分解为无限多个规则分量并用多项式函数表示。将角膜形态拆分成离焦、规则散光、不规则散光及其他高阶像差组分。目前这两种方法都广泛应用于角膜不规则散光的研究。

不规则散光较难矫正且对患者的视觉质量影响大,除了传统通过角膜接触镜或角膜手术矫正之外,最近有发表文献显示,使用 toric 散光矫正型人工晶状体可部分改善这类患者的视觉质量,其有效性可能建立于矫正了角膜不规则散光中的规则部分。

角膜四维曲率分析理念是根据曲率区域、范围、中心点、曲率类型这四个维度进行分析,对角膜曲率的参数个性化选择。由于角膜散光不规则,分析时在区域选择上选择 zone 模式会比选择 ring 模式获得更全面客观的角膜屈光力数据,角膜光学区的不规则散光部分可通过算法获得其中的规则部分,并通过计算用 toric 散光矫正型人工晶状体进行矫正,尽可能减少不规则散光的残留部分。

第一节　角膜地形图瞳孔区呈相对规则(不对称的领结形)病例的角膜屈光力分析与规划

不对称的领结形角膜散光病例

(一)患者基本资料

李 ×,男性,73 岁。

现病史:双眼无痛性视力下降一年余,无伴眼红、眼痛等眼部不适。

既往史:无特殊。

眼部情况:右眼晶状体 C3N4P1(图 9-1-1),左眼晶状体 C1N3P1(LOCS Ⅲ分级)。

视力:Vod 0.02,Vos 0.32。

(二)术前规划

光学生物测量仪 IOL Master 700 测得的眼部生物测量参数如图 9-1-2 所示。

报告解读:右眼眼轴 23.60mm,可信度高,非长眼轴;角膜曲率平坦值 K1,44.44D,陡

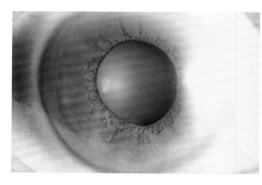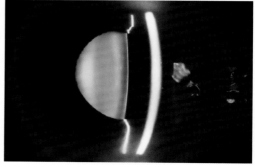

图 9-1-1　右眼眼前段照相

峭值 K2,47.01D,平均角膜屈光力 SE,45.69D,
角膜散光 2.58D。

光程差分析仪 OPD Scan Ⅲ 测量眼部生物
参数(图 9-1-3)如下。

报告解读:角膜曲率平坦值 K1,44.18D,
陡峭值 K2,46.81D,角膜散光 2.63D。

AL: 23.60 mm	SD: 18 μm	
ACD: 2.77 mm	SD: 9 μm	
LT: 4.77 mm	SD: 10 μm	
WTW: 11.8 mm		
SE: 45.69 D (!)	SD:0.02 D	K1: 44.44 D @ 153°
ΔK: -2.58 D @ 153°		K2: 47.01 D @ 63°
TSE: ---		TK1: ---
ΔTK: ---		TK2: ---

图 9-1-2　光学生物测量仪 IOL Master 700
测量结果

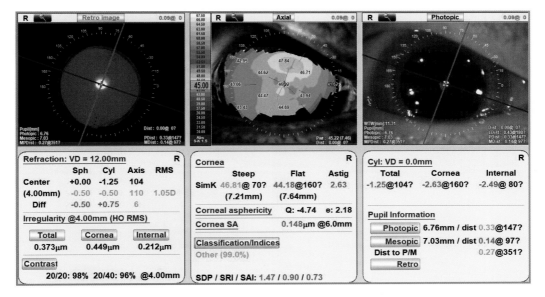

图 9-1-3　右眼光程差分析仪 OPD Scan Ⅲ 检查结果

Pentacam 白内障术前信息(Cataract Pre-OP)如图 9-1-4 所示。

报告解读:角膜地形图能观察到右眼角膜≥1.50D 的不规则散光,且在 3mm 瞳孔内
两条半子午线屈光度差大于 3.00D,角膜不规则散光 total corneal irregular astig 为 0.594μm
(大于 0.3μm)呈现为一非对称领结形的不规则散光。模拟角膜曲率(Sim K)的平坦值为
44.3D,陡峭值为 47.0D,平均 K 值为 45.6D。总角膜屈光力(TCRP)的平坦值为 44.6D,陡
峭值为 47.1D,平均 K 值为 45.8D。Sim K 与 TCRP 的平均差值为 0.2D。

1. 曲率中心原点如何选择　角膜屈光力分布图(corneal power distribution)如图
9-1-5 和图 9-1-6 所示。

报告解读:该患者以角膜顶点为原点和以瞳孔中心为原点的同一区域(zone)角膜屈
光力分布差异不大。pupil center 显示 kappa 角不大,选择瞳孔中心或角膜顶点为原点进
行分析均可(图 9-1-7)。

2. 曲率范围如何选择　在角膜屈光力分布图中,一般选取以瞳孔直径大小,

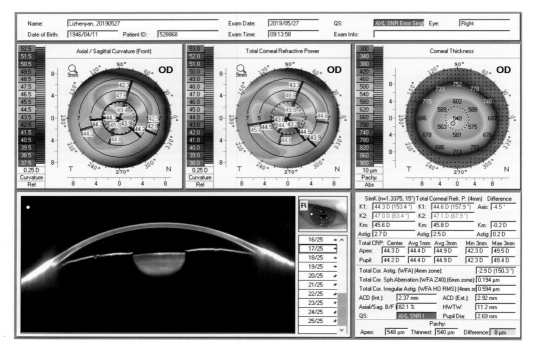

图 9-1-4   Pentacam 角膜地形图检查

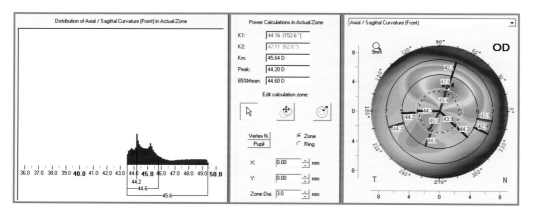

图 9-1-5   以角膜顶点（apex）为原点，角膜屈光力分布图

2.0~4.0mm 的曲率范围。

角膜曲率范围 zone（图 9-1-8）和 ring（图 9-1-9）在 4.0mm 瞳孔内差异较大，在角膜形态不规则时，考虑该病例使用 zone 效果优于 ring。

3. 植入人工晶状体度数选择　内置计算公式结果如图 9-1-10 所示。

结合瞳孔大小区域内的 Sim K 代入计算 IOL 球镜及柱镜度数。植入 SN6AT5 型号 +19.0D 人工晶状体，将轴位调整至 59°。

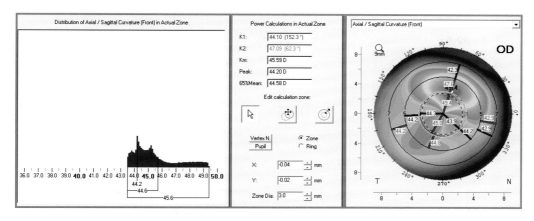

图 9-1-6 以瞳孔中心（pupil）为原点，角膜屈光力分布图

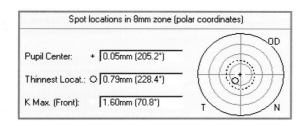

图 9-1-7 Topometric/KC-Staging 图

K-Readings (D) calculated in zones centered on pupil center								☉Zone ○Apex ○K1/K2 ○Ring ☉Pupil ☉Km/Astig	
Zone Diameter	1.0 mm	2.0 mm	3.0 mm	4.0 mm	5.0 mm	6.0 mm	7.0 mm	8.0 mm
Axial / Sagittal Front	45.3	45.5	45.6	45.7	45.6	45.5	45.1	44.5
Astig	3.0 (57.9°)	3.1 (59.8°)	3.0 (62.2°)	2.8 (64.3°)	2.7 (65.5°)	2.3 (65.5°)	1.8 (63.8°)	1.4 (58.9°)
True Net Power Km	43.8	44.0	44.2	44.3	44.3	44.1	43.7	43.2
Astig	3.1 (53.5°)	3.2 (55.7°)	3.0 (58.6°)	2.8 (61.4°)	2.6 (63.2°)	2.2 (63.5°)	1.6 (61.6°)	1.1 (55.6°)
Tot. Refr. PowerKm	44.3	44.5	44.9	45.2	45.5	45.6	45.5	45.2
Astig	2.9 (54.0°)	3.1 (56.0°)	3.0 (58.9°)	2.8 (61.7°)	2.6 (63.5°)	2.2 (63.7°)	1.7 (61.3°)	1.2 (53.6°)

图 9-1-8 瞳孔中心为原点的同一区域（zone）角膜屈光力分布图

K-Readings (D) calculated on rings centered on pupil center								○Zone ○Apex ○K1/K2 ☉Ring ☉Pupil ☉Km/Astig	
Ring Diameter	1.0 mm	2.0 mm	3.0 mm	4.0 mm	5.0 mm	6.0 mm	7.0 mm	8.0 mm
Axial / Sagittal Front	45.3	45.6	45.8	45.8	45.5	44.6	43.5	42.0
Astig	3.1 (58.6°)	3.0 (62.0°)	2.8 (65.9°)	2.6 (68.2°)	2.1 (67.7°)	1.0 (61.8°)	0.7 (21.6°)	1.2 (8.8°)
True Net Power Km	43.9	44.2	44.4	44.5	44.1	43.3	42.0	40.5
Astig	3.2 (54.2°)	3.0 (58.4°)	2.8 (63.5°)	2.4 (67.1°)	1.8 (67.2°)	0.8 (59.9°)	0.7 (13.2°)	1.3 (5.9°)
Tot. Refr. PowerKm	44.4	44.8	45.4	45.8	46.0	45.7	45.0	43.9
Astig	3.2 (54.5°)	3.1 (58.6°)	2.8 (63.6°)	2.6 (67.1°)	2.0 (67.2°)	0.9 (59.0°)	0.9 (10.0°)	1.8 (5.1°)

图 9-1-9 瞳孔中心为原点的同一环（ring）角膜屈光力分布图

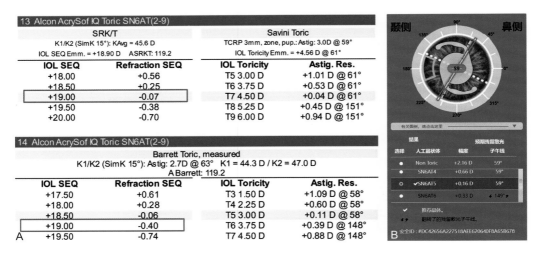

图 9-1-10　人工晶状体屈光力计算结果
A. 不同公式计算结果；B. 爱尔康散光矫正型人工晶状体在线计算器。

（三）术后随访

患者术后 3 个月复查，验光如下，显示效果良好。术后 3 个月主觉验光：Vod 0.8，0DS/−0.75DC×100（1.0）。

（四）规划过程总结

不对称的领结形不规则散光使用四维角膜曲率分析可以更全面地了解曲率分布情况，zone 模式分析适合提取角膜中规则散光的部分，在此基础上使用 toric 人工晶状体矫正能有效减少患者散光度数，提高裸眼视力，获得更满意的术后结果。

第二节　倾斜的半子午线散光病例的角膜屈光力分析与规划

一、倾斜的半子午线不规则散光病例一

（一）患者基本资料

屈 ×，女性，78 岁。

现病史：左眼无痛性视力下降一年余，无伴眼红、眼痛等眼部不适。

既往史：右眼有"老年性白内障"史，曾于外院行右眼"白内障超声乳化吸除术联合人工晶状体植入"术。

眼部情况：右眼人工晶状体眼，左眼晶状体 $C_3N_4P_2$（LOCS Ⅲ分级）（图 9-2-1）。患者裸眼视力：Vod 0.32，Vos 0.4，矫正视力，OD +1.50DS/−5.00DC×80（0.7），OS +2.25DS/−4.00DC×90（0.6）。

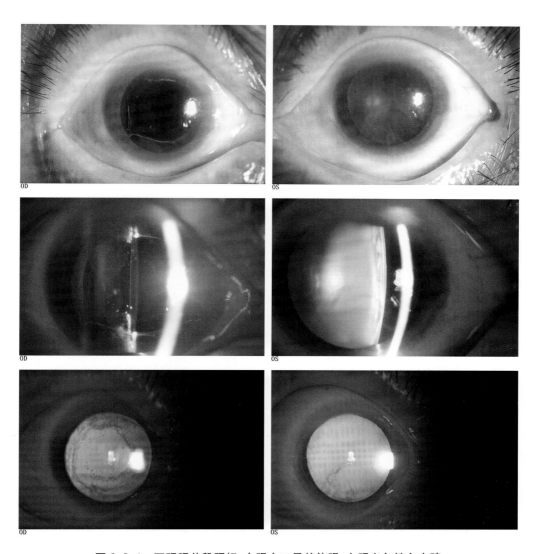

图 9-2-1　双眼眼前段照相,右眼人工晶状体眼,左眼老年性白内障

(二) 术前规划

光学生物测量仪 IOL Master 700 测量左眼眼部生物参数如图 9-2-2 所示。

报告解读:左眼眼轴 22.95mm,可信度高,属正常眼轴;角膜曲率平坦值 K1,45.17D,陡峭值 K2,47.94D,平均角膜屈光力 SE,46.51D,角膜散光 2.77D,比较大,须进一步用角膜断层扫描地形图检查确认。Pentacam 白内障术前信息图(Cataract Pre-OP)如图 9-2-3 所示。

报告解读:图 9-2-3 中,角膜地形图能观察到左眼角膜有 ≥1.50D 的不规则散光,3mm 瞳孔两条半子午线不在同一条线上且成锐角,角膜不规则散光 total corneal irregular astig 为 0.494μm(大于 0.3μm)呈现为一倾斜半子午线的不规则散光。模拟角膜曲率(Sim K)的平坦值为 44.5D,陡峭值为 47.4D,平均 K 值为 45.9D。总角膜屈光力(TCRP)

AL: 22.95 mm	SD: 12 μm		
ACD: 2.72 mm	SD: 7 μm		
LT: 4.95 mm	SD: 12 μm		
WTW: 10.6 mm (!)			
SE: 46.51 D	SD: 0.02 D	K1: 45.17 D	@ 87°
ΔK: -2.77 D	@ 87°	K2: 47.94 D	@177°
TSE: 46.37 D	SD: 0.04 D	TK1: 44.74 D	@ 89°
ΔTK: -3.39 D	@ 89°	TK2: 48.13 D	@179°

图 9-2-2　光学生物测量仪 IOL Master 700 测量左眼参数

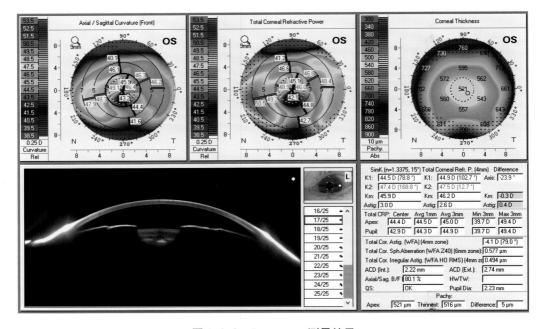

图 9-2-3　Pentacam 测量结果

的平坦值为44.9D,陡峭值为47.5D,平均K值为46.2D。Sim K 与 TCRP的平均差值为0.3D,相差不大。

　　该患者以角膜顶点为原点(图 9-2-4)和以瞳孔中心为原点的同一区域(zone)(图 9-2-5)角膜屈光力分布差异不大。pupil center 位置显示 kappa 角不大(图 9-2-6),选择瞳孔中心或角膜顶点为原点进行分析均可。

　　如图 9-2-7 和图 9-2-8 所示,角膜曲率范围 zone 和 ring 的分析结果在 4.0mm 瞳孔内散光度数差异大,因在角膜形态不规则时,考虑该病例使用 zone 效果优于 ring。

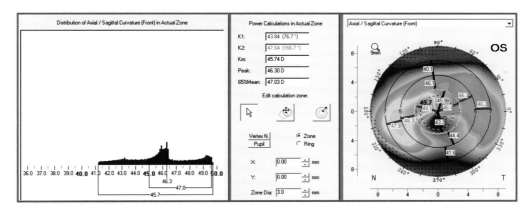

图 9-2-4　以角膜顶点（apex）为原点，角膜屈光力分布图

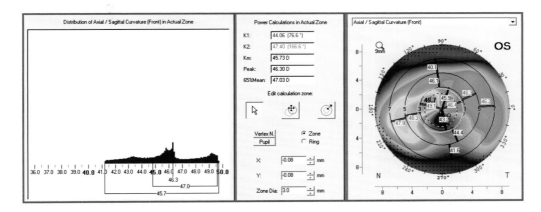

图 9-2-5　以瞳孔中心（pupil）为原点，角膜屈光力分布图

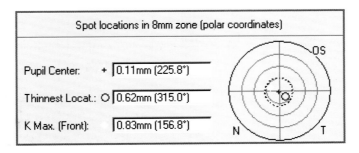

图 9-2-6　Topometric/KC-Staging 图

K-Readings (D) calculated in zones centered on pupil center　◉Zone ○Apex ○K1/K2 ○Ring ◉Pupil ◉Km/Astig

Zone Diameter	1.0 mm	2.0 mm	3.0 mm	4.0 mm	5.0 mm	6.0 mm	7.0 mm	8.0 mm
Axial / Sagittal Front Km	45.2	45.5	45.7	46.0	46.1	46.1	45.8	45.3
Astig	3.9 (161.5°)	4.0 (162.8°)	3.4 (166.4°)	2.7 (173.4°)	2.2 (0.5°)	2.4 (6.1°)	3.1 (8.3°)	4.0 (6.8°)
True Net Power Km	43.8	44.0	44.2	44.3	44.6	44.7	44.5	44.0
Astig	4.4 (161.2°)	4.6 (162.7°)	3.8 (166.4°)	3.1 (173.3°)	2.6 (0.1°)	2.6 (5.8°)	3.1 (8.4°)	3.9 (7.0°)
Tot. Refr. PowerKm	44.3	44.6	45.0	45.3	45.9	46.3	46.4	46.3
Astig	4.2 (161.6°)	4.5 (163.0°)	3.9 (167.0°)	3.1 (174.2°)	2.7 (1.4°)	2.9 (7.1°)	3.6 (9.4°)	4.7 (7.5°)

图 9-2-7　瞳孔中心为原点的同一区域(zone)角膜屈光力分布图

K-Readings (D) calculated on rings centered on pupil center　○Zone ○Apex ○K1/K2 ◉Ring ◉Pupil ◉Km/Astig

Ring Diameter	1.0 mm	2.0 mm	3.0 mm	4.0 mm	5.0 mm	6.0 mm	7.0 mm	8.0 mm
Axial / Sagittal Front Km	45.4	45.7	46.0	46.3	46.5	45.8	44.5	42.6
Astig	4.5 (161.9°)	3.6 (165.1°)	2.5 (177.7°)	2.1 (15.7°)	2.3 (17.7°)	3.8 (14.4°)	5.8 (8.7°)	7.7 (1.7°)
True Net Power Km	43.9	44.2	44.5	44.9	45.0	44.5	43.3	41.4
Astig	5.2 (161.7°)	4.2 (165.1°)	2.9 (177.6°)	2.3 (15.2°)	2.3 (18.7°)	3.7 (16.0°)	5.4 (9.5°)	7.2 (1.5°)
Tot. Refr. PowerKm	44.5	45.0	45.5	46.3	47.0	47.1	46.5	45.0
Astig	5.0 (161.9°)	4.1 (165.6°)	3.0 (178.3°)	2.5 (15.5°)	2.6 (18.8°)	4.4 (16.0°)	6.8 (9.6°)	9.3 (1.3°)

图 9-2-8　瞳孔中心为原点的同一环(ring)角膜屈光力分布图

结合机器内置公式应用检测结果进行 IOL 屈光力计算，与光学生物测量仪 IOL Master 700 计算的等效球镜度数比较，Barrett 公式、SRK-T 公式和 Savini Toric 公式比较如图 9-2-9 所示。

(三) IOL 屈光度的选择及术后随访

结合瞳孔大小区域内的 Sim K，结合上述计算 IOL 球镜及柱镜度数(图 9-2-9)。选择植入 Alcon AcrySof SN6AT7 型号 +20.5D 人工晶状体，将轴位调整至 174°。

Alcon SA60AT - SRK®/T - a 常数: 118.80		Alcon SN60WF - SRK®/T - a 常数: 119.00	
IOL (D)	Ref (D)	IOL (D)	Ref (D)
+20.50	-0.56	+21.00	-0.72
+20.00	-0.24	+20.50	-0.40
+19.50	**+0.09**	**+20.00**	**-0.08**
+19.00	+0.41	+19.50	+0.24
+18.50	+0.72	+19.00	+0.56
+19.63	正视	+19.88	正视

AMO Tecnis 1 ZCB00 - SRK®/T - a 常数: 119.30		AMO Sensar AR40 - SRK®/T - a 常数: 118.70	
IOL (D)	Ref (D)	IOL (D)	Ref (D)
+21.50	-0.79	+20.00	-0.32
+21.00	-0.47	+19.75	-0.16
+20.50	**-0.15**	**+19.50**	**+0.01**
+20.00	+0.16	+19.25	+0.17
+19.50	+0.47	+19.00	+0.33
+20.26	正视	+19.51	正视

公式: BARRETT

人工晶状体	方向	预期残留散光 幅度 X 子午线
SA6AT5	174°	+ 0.85 D X 174°
SA6AT6	174°	+ 0.35 D X 174°
✓ **SA6AT7**	**174°**	**+ 0.15 D X 84° (翻转)**
SA6AT8	174°	+ 0.65 D X 84° (翻转)
SA6AT9	174°	+ 1.14 D X 84° (翻转)

SRK/T

K1/K2 (SimK 15°): KAvg = 46.0 D

IOL SEQ Emm. = +21.16 D　ASRKT: 119.2

IOL SEQ	Refraction SEQ
+20.50	+0.42
+21.00	+0.10
+21.50	-0.22
+22.00	-0.55
+22.50	-0.88

Savini Toric

TCRP 3mm, zone, pup.: Astig: 3.9D @ 167°

IOL Toricity Emm. = +5.58 D @ 166°

IOL Toricity	Astig. Res.
T6 3.75 D	+1.22 D @ 166°
T7 4.50 D	+0.72 D @ 166°
T8 5.25 D	+0.22 D @ 166°
T9 6.00 D	+0.28 D @ 76°
n.a.	

图 9-2-9　不同 IOL 屈光力计算公式结果对比

术后 1 个月复查,验光结果:OD +1.75DS/−5.50DC×85(0.7),OS 0.0DS/−1.00DC×175(0.7),显示左眼散光矫正效果良好。手术后残余散光明显减少,有利于患者术后视觉质量的提高。

(四) 规划过程总结

倾斜的半子午线不规则散光使用四维角膜曲率分析可以提取角膜中央光学区的规则分布情况,在此基础上使用 toric 人工晶状体矫正能有效减少患者散光度数,提高裸眼视力,获得更满意的术后结果。

二、倾斜的半子午线不规则散光病例二

(一) 患者基本资料

吴 × ,女性,67 岁。

主诉:双眼无痛性视力下降一年余,无伴眼红、眼痛等眼部不适。

既往史:左眼角膜炎。

眼部情况:双眼老年性白内障,右眼晶状体 $C_2N_3P_2$,左眼晶状体 $C_2N_3P_2$(LOCS Ⅲ 分级),双眼眼前段裂隙灯照相如图 9-2-10 所示。患者裸眼视力:Vod 0.4 ,Vos 0.2,矫正视力,OD +1.00DS/−2.25DC×102(0.7),OS +1.00DS/−4.50DC×74(0.4),验光结果显示双眼

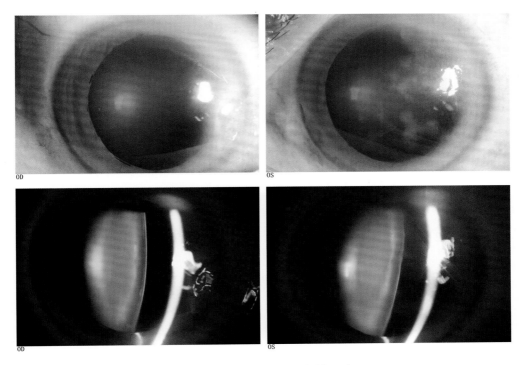

图 9-2-10　双眼眼前段裂隙灯照相

散光较严重,因左眼裸眼视力更差,选择先行左眼白内障手术治疗。

(二)术前规划

光学生物测量仪 IOL Master 700 测量眼部生物参数如图 9-2-11 所示:左眼光学生物测量也显示出较显著的角膜散光。

AL:	23.21 mm	SD:	6 μm			
ACD:	3.51 mm	SD:	7 μm			
LT:	4.31 mm	SD:	9 μm			
WTW:	11.9 mm	(!)				
SE:	45.29 D	(!)	SD: 0.06 D	K1:	41.97 D	@ 80
ΔK:	-7.20 D	@ 80°		K2:	49.17 D	@170
TSE:	---			TK1:	---	
ΔTK:	---			TK2:	---	

图 9-2-11　光学生物测量仪 IOL Master 700 测量结果

报告解读:左眼眼轴 23.21mm,可信度高,正常眼轴;角膜曲率平坦值 K1,41.97D,陡峭值 K2,49.17D,平均角膜屈光力 SE 45.29D,测得角膜曲率散光大(7.20D),与验光结果差异大,有必要进一步行角膜断层扫描地形图检查明确角膜散光更精确的信息。Pentacam 白内障术前信息图(Cataract Pre-OP)如图 9-2-12 所示。

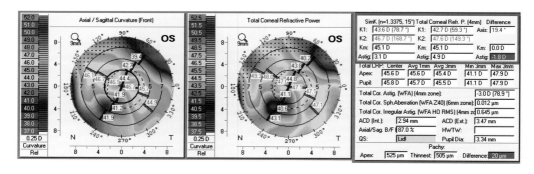

图 9-2-12　左眼 Pentacam 检查结果

报告解读:如图 9-2-12 所示,角膜地形图能观察到左眼角膜≥1.50D 的不规则散光,两条半子午线呈一夹角,角膜不规则散光 total corneal irregular astig 为 0.645μm(大于 0.3μm)呈现为一倾斜半子午线的不规则散光。模拟角膜曲率(Sim K)的平坦值为43.6D,陡峭值为 46.7D,平均 K 值为 45.1D。总角膜屈光力(TCRP)的平坦值为 42.7D,陡峭值为 47.6D,平均 K 值为 45.1D。虽然 Sim K 与 TCRP 的平均差值为 0D,但散光差异较大,Sim K 的散光值为 3.1D,而 TCRP 的散光为 4.9D,相差达 1.8D,如何分析和计算这些差异呢?

　　从图 9-2-13 和图 9-2-14 的屈光力分布图中可以看出，该患者以角膜顶点为原点和以瞳孔中心为原点的同一区域（zone）角膜屈光力分布差异不大。但 pupil center 显示 kappa 角较大（图 9-2-15），所以最好选择以瞳孔中心为原点进行分析。

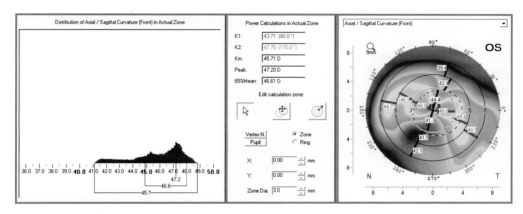

图 9-2-13　以角膜顶点（apex）为原点，角膜屈光力分布图

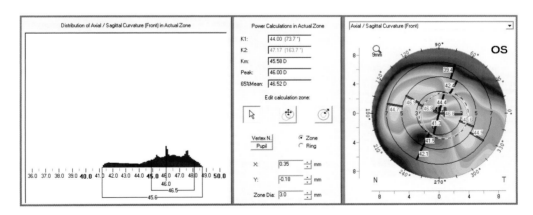

图 9-2-14　以瞳孔中心（pupil）为原点，角膜屈光力分布图

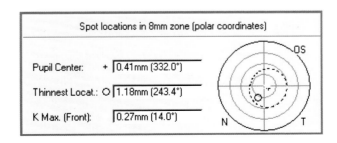

图 9-2-15　Topometric/KC-Staging 图

　　进一步分析不同直径范围的屈光力差异,角膜曲率范围 zone 和 ring 在 4.0mm 中,差异较大(图 9-2-16),差值约 1.4D。在角膜形态规则时,考虑该病例使用 zone 效果优于 ring。本例以 zone 模式计算更合理。

　　结合角膜地形图中角膜屈光力数据,参考光学生物测量的球镜度数计算,散光矫正的柱镜度数以角膜地形图的检测结果代入制造商的在线计算程序,得出结果如图 9-2-17 和图 9-2-18。

K-Readings (D) calculated in zones centered on pupil center									● Zone ○ Apex ● K1/K2 ○ Ring ● Pupil ○ Km/Astig
Zone Diameter	1.0 mm	2.0 mm	3.0 mm	4.0 mm	5.0 mm	6.0 mm	7.0 mm	8.0 mm	
Axial / Sagittal Fit K1	46.1 (38.6°)	45.3 (82.6°)	44.6 (74.3°)	44.0 (66.2°)	43.4 (61.2°)	42.9 (59.1°)	42.5 (58.6°)	42.0 (57.7°)	
K2	46.6 (128.6°)	46.9 (172.6°)	47.0 (164.3°)	46.9 (156.2°)	46.8 (151.2°)	46.6 (149.1°)	46.5 (148.6°)	46.2 (147.7°)	
True Net Power K1	44.9 (37.1°)	44.2 (84.8°)	43.6 (74.0°)	43.0 (63.6°)	42.3 (57.7°)	41.8 (55.2°)	41.3 (54.7°)	40.8 (54.2°)	
K2	45.4 (127.1°)	45.8 (174.8°)	45.9 (164.0°)	45.9 (153.6°)	45.9 (147.7°)	45.8 (145.2°)	45.6 (144.7°)	45.4 (144.2°)	
Tot. Refr. Power K1	45.4 (40.8°)	44.8 (84.1°)	44.3 (73.8°)	43.8 (63.6°)	43.4 (57.6°)	43.1 (55.0°)	42.9 (54.6°)		
K2	45.9 (130.8°)	46.4 (174.1°)	46.6 (163.8°)	46.9 (153.6°)	47.2 (147.6°)	47.4 (145.0°)	47.7 (144.6°)		

K-Readings (D) calculated on rings centered on pupil center									○ Zone ○ Apex ● K1/K2 ● Ring ● Pupil ○ Km/Astig
Ring Diameter	1.0 mm	2.0 mm	3.0 mm	4.0 mm	5.0 mm	6.0 mm	7.0 mm	8.0 mm	
Axial / Sagittal Fit K1	45.7 (85.8°)	44.5 (79.5°)	43.6 (64.9°)	42.6 (57.0°)	42.0 (54.9°)	41.6 (56.4°)	41.0 (57.3°)	40.1 (53.1°)	
K2	46.7 (175.8°)	47.1 (169.5°)	47.0 (154.9°)	46.9 (147.0°)	46.5 (144.9°)	46.1 (146.4°)	45.8 (147.3°)	45.2 (143.1°)	
True Net Power K1	44.6 (87.9°)	43.5 (80.5°)	42.6 (62.1°)	41.5 (53.1°)	40.8 (50.6°)	40.4 (52.2°)	39.7 (54.1°)	38.6 (51.3°)	
K2	45.6 (177.9°)	46.0 (170.5°)	46.1 (152.1°)	46.1 (143.1°)	45.8 (140.6°)	45.4 (142.2°)	45.0 (144.1°)	44.4 (141.3°)	
Tot. Refr. Power K1	45.1 (85.4°)	44.2 (80.3°)	43.5 (62.3°)	42.7 (53.2°)	42.4 (50.6°)	42.4 (52.3°)	42.2 (54.1°)		
K2	46.1 (175.4°)	46.8 (170.3°)	47.1 (152.3°)	47.6 (143.2°)	47.9 (140.6°)	48.2 (142.3°)	48.6 (144.1°)		

图 9-2-16　zone 和 ring 角膜屈光力分布分析对比

K Alcon SA60AT		**K** Alcon SN60WF		**K** AMO Tecnis 1 ZCB00		**K** AMO Tecnis 1 ZCB00	
- SRK®/T -		- SRK®/T -		- Haigis -		- Holladay 2 -	
a 常数: 118.80		a 常数: 119.00		A0: -1.302 A1: +0.210 A2: +0.251		ACD: +5.786	
IOL (D)	Ref (D)	IOL (D)	Ref (D)	IOL (D)	Ref (D)	IOL (D)	Ref (D)
+21.00	-0.61	+21.50	-0.78	+21.50	-0.68	+21.50	-0.59
+20.50	-0.28	+21.00	-0.44	+21.00	-0.33	+21.00	-0.27
+20.00	**+0.05**	**+20.50**	**-0.11**	**+20.50**	**+0.01**	**+20.50**	**+0.04**
+19.50	+0.38	+20.00	+0.21	+20.00	+0.35	+20.00	+0.36
+19.00	+0.71	+19.50	+0.54	+19.50	+0.68	+19.50	+0.66
+20.08	正视	+20.33	正视	+20.52	正视	+20.57	正视
K AMO Tecnis 1 ZCB00		**K** AMO Sensar AR40		**K** AMO Tecnis 1 ZCB00		**K** AMO Tecnis 1 ZCB00	
- SRK®/T -		- SRK®/T -		- SRK®/T -		- Barrett Universal II -	
a 常数: 119.30		a 常数: 118.70		a 常数: 119.30		LF: +2.04 DF: +4.0	
IOL (D)	Ref (D)	IOL (D)	Ref (D)	IOL (D)	Ref (D)	IOL (D)	Ref (D)
+21.50	-0.52	+20.50	-0.36	+21.50	-0.52	+21.50	-0.80
+21.00	-0.19	+20.25	-0.19	+21.00	-0.19	+21.00	-0.46
+20.50	**+0.13**	**+20.00**	**-0.03**	**+20.50**	**+0.13**	**+20.50**	**-0.12**
+20.00	+0.45	+19.75	+0.14	+20.00	+0.45	+20.00	+0.22
+19.50	+0.77	+19.50	+0.30	+19.50	+0.77	+19.50	+0.55
+20.71	正视	+19.96	正视	+20.71	正视	+20.33	正视

图 9-2-17　光学生物测量仪 IOL Master 700 不同公式计算结果

（三）IOL 屈光度选择及术后随访

结合瞳孔大小区域内的 Sim K 代入计算 IOL 柱镜度数（图 9-2-18）。植入 +21.5D AMO TECNIS ZCT300 人工晶状体，将轴位调整至 152°。术后一周复查验光结果：OD +1.25DS/−2.25DC×100（0.7），OS 0.00DS/−2.25DC×85（0.6）左眼散光幅度显著降低。

（四）规划过程总结

患者左眼散光度数从术前−4.5D 矫正到术后−2.25D，说明不规则散光可以通过计算矫正其规则部分来达到一定治疗效果，较术前角膜散光明显减少。使用四维角膜曲率分析不规则散光可以全面了解曲率分布情况，选取角膜曲率中位值进行 toric 人工晶状体计算能减少患者术后散光，提高手术满意度。

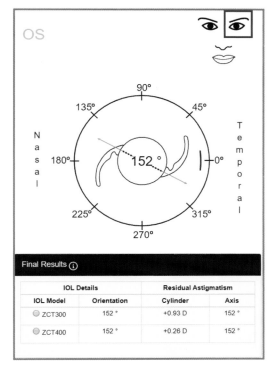

图 9-2-18　人工晶状体柱镜度数计算结果

小　　结

根据以上病例分析，不规则散光角膜屈光力分布比较复杂，如何选择合适的角膜屈光力计算人工晶状体是很大的难题。应用四维角膜曲率进行个性化分析，强调对不规则散光中的规则部分尽可能地进行矫正，以消除或减轻不规则散光对患者术后视力以及视觉质量的影响，对于角膜不规则散光患者的人工晶状体选择具有指导意义。

（姚芝雯）

参 考 文 献

1. GOLOZAR A，CHEN Y，LINDSLEY K，et al. Identification and description of reliable evidence for 2016 American academy of ophthalmology preferred practice pattern guidelines for cataract in the adult eye. JAMA Ophthalmol，2018，136（5）：514-523.

2. GAO Y，YE Z，CHEN W，et al. Management of cataract in patients with irregular astigmatism with regular central component by phacoemulsification combined with toric intraocular lens implantation. J Ophthalmol，2020，2020：3520856.

3. BORN M，WOLF E. Principles of optics：Electromagnetic theory of propagation，interference and

diffraction of light.7th ed. Cambridge，UK：Cambridge University Press，1999：986.

4. RAASCH TW. Corneal topography and irregular astigmatism. Optom Vis Sci，1995，72（11）：809-815.

5. HARDTEN DR，HARDTEN AG. Handling regular and irregular astigmatism during cataract surgery. Curr Opin Ophthalmol，2021，32（1）：13-18.

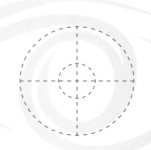

第十章

角膜激光切削术后病例角膜屈光力分析与规划

角膜激光屈光手术,是应用准分子激光通过对角膜组织(中央、周边和局部)的消融来改变角膜曲率和厚度,或者通过飞秒激光切削角膜组织形成组织透镜并摘除,来达到矫正屈光不正的重要方法。角膜激光屈光手术主要术式包括准分子激光屈光性角膜切削术(photorefractive keratectomy,PRK)、准分子激光原位角膜磨镶术(laser epithelial keratomileusis,LASIK)、准分子激光角膜上皮下磨镶术(laser subepithelial keratomileusis,LASEK)、飞秒激光制瓣 LASIK(femtosecond laser-LASIK,FS-LASIK)、经上皮准分子激光角膜切削术(transepithelial PRK,trans PRK),以及目前更加流行的微小切口基质透镜切除术(small incision lenticule extraction,SMILE)。

角膜屈光手术经历了设备的不断更新及手术技术的不断改良而日益普及,接受过角膜屈光手术的患者,由于年龄或近视并发的原因而产生白内障,不断地加入到白内障手术的行列。角膜屈光手术后的白内障患者对恢复视力及术后脱镜有很高的期望,但由于角膜因屈光手术导致的角膜形态和屈光力的改变给人工晶状体(IOL)的屈光力计算带来了严峻的挑战。

一般认为,角膜屈光手术后 IOL 屈光力计算的准确性面临挑战性主要原因有:角膜的球面性、厚度均发生改变,使得角膜前后曲率半径比值的改变,难以获取并计算出真实的角膜屈光力;近视患者的眼部生物参数与正常眼参数的差异;基于角膜曲率等参数预测的有效人工晶状体位置(ELP),因角膜屈光术后角膜屈光力变小,导致 ELP 的估算误差增加。

近视角膜激光手术主要是通过切削角膜前部基质改变角膜的屈光力,引起角膜前表面屈光力改变。LASIK 术后患者需要关注角膜曲率的准确测量和分析,但不同生物测量设备测量的原理及范围不同,导致检测结果存在差异。因此,临床上出现很多关于屈光术后人工晶状体的计算公式,相应的设备制造商常常会在软件平台上内置相应的计算公式,如 Pentacam 内置的 Barrett True-K 和 Potvin-Hill Pentacam,以及光线追迹法等公式,这些公式计算的准确性都表现较好。

LASIK 术后的 IOL 屈光力计算公式分为两大类,有历史资料和不需要历史资料。需要历史资料计算的公式有 Awwad、Barrett True-K、Latkany、Masket、Savini、Seitz/Speicher。不需要历史资料的计算公式有 Haigis-L、Barrett True-K、Shammas no History、OCT、术中像差仪(intraoperative aberrometry)、光线追踪(ray tracing)技术等。

近年来,随着生物测量设备的技术进步及人工晶状体屈光力计算公式的开发更新,使 LASIK 术后的计算准确性有很大提高,但由于技术原因及个体差异、角膜形态的变化多样,使角膜曲率的准确测量变得困难,难免存在误差,仅有 60%~70% 的眼预测误差在 0.50D 以内。我们应了解导致这些眼睛屈光误差的原因,希望所有白内障医生都能熟悉角膜曲率测量误差和 ELP 预测误差。在选择 IOL 计算公式时,应根据检查结果个性化选择相应的指标和计算公式,以期得到相对精确的结果,但同时也应始终告知这类患者,即使采用最先进的技术,也可能发生屈光预测误差。

一、LASIK 切削区居中的病例

(一)患者基本资料
患者,女性,50 岁。

主诉:右眼视力逐渐下降 6 个月余,无伴眼红、眼痛等眼部不适。

既往眼病史:双眼高度近视,20 余年前于外院行双眼准分子近视激光手术(患者无法提供屈光手术前眼轴、角膜屈光力、全眼屈光度等数据)。

眼部情况:双眼角膜透明,前房清,瞳孔圆,右眼晶状体混浊 C2N3P1(图 10-0-1),左眼晶状体混浊 C1N1P1。

术前验光:Vod 0.2,−5.00DS/−0.50DC×80(0.5);Vos 0.5,−2.25DS/−0.50DC×140(1.0)。眼轴:OD 29.32mm,OS 29.55mm,提示双眼高度近视。患者要求术后保留轻度近视,拟进行右眼手术。

计算 IOL 屈光力的关键要素:眼轴、角膜曲率、前房深度、晶状体厚度等参数以及计算公式的选择。对于屈光手术后的患者,我们更多地关注患者角膜的真实屈光力,运用四维曲率理念,根据曲率区域、范围、中心点、曲率类型进行分析,对曲率个性化选择。另外,计算公式的选择也至关重要。我们接下来,对每一个关键要素进行分析及报告解读。而光学生物测量的参数(图 10-0-2)要与角膜地形图结果比较和分析。

(二)术前规划
光学生物测量通常检测的是角膜前表面 2~3mm 的模拟角膜曲率,不能真实地反映角膜真实屈光力,因此使用光学断层扫描的设备如 Pentacam 眼前节分析系统可全面评估角膜。前表面及全角膜曲率可见角膜切削区居中,瞳孔中心与角膜顶点基本重合(图 10-0-3);白内障术前参数中 Chord μ(与 kappa 角表述一致)为 0.19mm(图 10-0-4)。

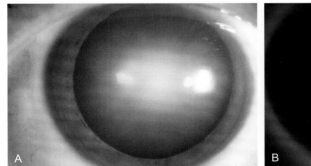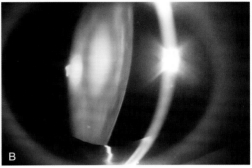

图 10-0-1　右眼裂隙灯照片

图 10-0-2　光学生物测量仪 IOL Master 700 测量参数

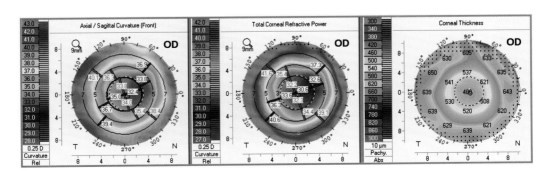

图 10-0-3　右眼角膜前表面及全角膜曲率图,切削光学区居中

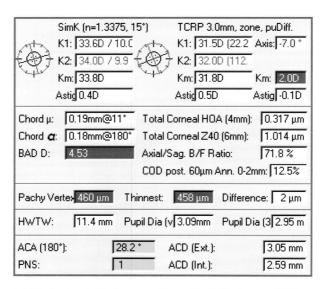

图 10-0-4　右眼 Cataract Pre-OP 参数，Sim K 明显高估了角膜屈光力

LASIK 术后由于前表面角膜屈光力的改变，角膜前后表面曲率半径比值 Axial/Sag. B/F ratio 为 71.8%（低于标准 82%），角膜形态改变必然导致屈光力的改变。模拟角膜曲率 Sim K 与 TCRP 差值为 2.0D，显然 Sim K 高估了角膜真实屈光力。对于 LASIK 术后白内障的患者，角膜曲率该如何选择才能提高人工晶状体屈光力计算的准确性？采用何种公式及计算参数提高精确性？

根据四维角膜曲率的理念，首先是如何选择曲率中心点（原点），选择 vertex 还是 pupil？我们可通过角膜屈光力分布图（corneal power distribution）Topometric/KC-staging（图 10-0-4）中的 kappa 角，还有切削区是否偏中心来辅助判断。其次是对于曲率范围 1.0~8.0mm，如何选择？在角膜屈光力分布图中，一般选取以瞳孔直径大小、2.0~4.0mm 的曲率范围，因此术前检查建议在小瞳孔下完成。再次是角膜曲率模式，是选择 zone 或是 ring 不同模式的屈光力，如何选择？可根据角膜屈光力分布图及公式的匹配，进行选择。当然最重要的是选择曲率的类型，屈光手术后选择 Sim K 高估了角膜屈光力，选择 TNP 和 TCRP 结果相对准确性更高，结合计算公式再个性化分析。

最后是根据曲率参数再来选择计算公式，如 Barrett True-K 公式，本例曲率数据以 TNP 的 zone，vertex 更能代表真实角膜屈光力（图 10-0-5，图 10-0-6），因此，匹配曲率：Sim K 15°，ring，vertex。Hill Potvin Shammas PM 公式，匹配曲率：TNP 4mm，zone，vertex。也有文献表明将 TNP 代入 Haigis 公式，可取得良好的术后效果。角膜屈光力分布图显示，Sim K（pupil，zone）3mm 曲率与 Sim K（vertex，zone）无差别，但 Sim K 与 TNP 的数值还是有差异的，Sim K 明显高估了角膜屈光力（图 10-0-5~图 10-0-7）。

K-Readings (D) calculated in zones centered on pupil center								○ Zone ○ Vertex N. ○ K1/K2 ○ Ring ● Pupil ● Km/Astig
Zone Diameter	1.0 mm	2.0 mm	3.0 mm	4.0 mm	5.0 mm	6.0 mm	7.0 mm	8.0 mm
Axial / Sagittal Front	33.2	33.3	33.5	33.7	34.2	34.9	35.6	36.5
Astig	0.6 (19.0°)	0.6 (18.6°)	0.5 (19.3°)	0.4 (19.0°)	0.4 (19.4°)	0.5 (27.4°)	0.5 (36.8°)	0.6 (49.5°)
True Net Power Km	31.5	31.5	31.6	32.0	32.5	33.2	34.2	35.2
Astig	0.6 (20.4°)	0.7 (20.9°)	0.5 (22.8°)	0.4 (22.1°)	0.4 (20.0°)	0.5 (25.5°)	0.6 (32.9°)	0.6 (45.9°)
Tot. Refr. PowerKm	31.5	31.6	31.7	32.1	32.8	33.8	35.0	36.3
Astig	0.6 (20.2°)	0.6 (20.5°)	0.5 (22.2°)	0.4 (21.5°)	0.4 (19.4°)	0.5 (24.8°)	0.6 (32.4°)	0.6 (46.7°)

图 10-0-5　右眼角膜屈光力分布图（zone, pupil）TNP 4mm 区域 K 值为 32D

K-Readings (D) calculated in zones centered on vertex								○ Zone ● Vertex N. ○ K1/K2 ○ Ring ○ Pupil ● Km/Astig
Zone Diameter	1.0 mm	2.0 mm	3.0 mm	4.0 mm	5.0 mm	6.0 mm	7.0 mm	8.0 mm
Axial / Sagittal Front	33.4	33.5	33.5	33.8	34.2	35.0	35.7	36.5
Astig	1.0 (13.8°)	0.7 (13.1°)	0.5 (13.1°)	0.4 (15.1°)	0.5 (17.9°)	0.5 (24.8°)	0.5 (33.2°)	0.5 (42.9°)
True Net Power Km	31.6	31.7	31.9	32.1	32.6	33.4	34.3	35.2
Astig	0.9 (15.0°)	0.8 (14.7°)	0.5 (15.6°)	0.4 (17.7°)	0.4 (18.4°)	0.5 (23.0°)	0.6 (29.5°)	0.5 (38.5°)
Tot. Refr. PowerKm	31.6	31.7	32.0	32.2	32.9	33.9	35.0	36.4
Astig	0.9 (14.5°)	0.7 (14.4°)	0.5 (15.2°)	0.3 (17.4°)	0.4 (18.2°)	0.5 (22.8°)	0.6 (29.5°)	0.7 (39.4°)

图 10-0-6　右眼角膜屈光力分布图（zone, vertex N），TNP 4mm 区域 K 值为 32.1D，与以瞳孔为中心的屈光力结果一致

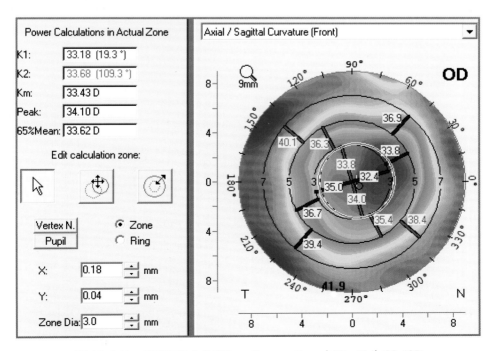

图 10-0-7　角膜屈光力分布（pupil, zone, 3mm），Sim K 为 33.43D

由于 LASIK 术后角膜形态的相对不规则性,选择区域内曲率进行分析和计算,预测结果优于传统环上的角膜曲率。我们分别对比了 3~4mm 区域模式下以瞳孔为中心与角膜顶点为中心的模拟角膜曲率 Sim K、净屈光力 TNP、全角膜屈光力 TCRP,发现差异较大(表 10-0-1)。

表 10-0-1   不同仪器及不同曲率测量结果比较

角膜曲率	右眼 SE/D
IOL Master Sim K	33.65
IOL Master TK	33.0
Pentacam Sim K(3mm zone,pupil)	33.5
Pentacam Sim K(3mm ring,vertex)	33.8
Pentacam TNP(3mm zone,pupil)	31.6
Pentacam TCRP(3mm zone,pupil)	31.7
Pentacam TNP(4mm zone,vertex)	32.1

(三) IOL 屈光度选择及术后随访

患者要求术后保留部分近视。将不同类型区域内曲率数值代入不同公式,按目标屈光度 −2.50D 计算进行比较(表 10-0-2)。

表 10-0-2   采用不同曲率代入多重公式计算

公式	角膜曲率选择	目标屈光度为 −2.50D
Barrett True-K	Sim K(IOL Master 700)	24.50D
	TK	24.00D
	Sim K 15° ring vertex	24.00D
Haigis	TNP 3mm zone pupil	25.50D
	TCRP(3mm zone,pupil)	25.50D
	TK	23.50D
Haigis-L	Sim K(IOL Master 700)	27.00D
Hill Potvin Shammas PM	TNP 4mm zone vertex	23.00D
Olsen Raytracing	Sim K	22.50D
Shammas	$1.14 \times Kpost(Sim K)-6.8$	24.50D

ASCRS 网站 LASIK 术后 IOL 屈光力计算平均结果为:24.72D。由于 LASIK 术后白内障患者角膜球差较大,此患者为 $1.014\mu m$,推荐选择非球面设计负球差最大(−0.27μm)的 IOL,减少术后全眼球差。最终我们选择了 Hill Potvin Shammas PM 与 Olsen Raytracing 的计算结果,术中实际植入 +23.0D AMO TECNIS ZCB00。术后一个月随访:Vod 0.32,验光结果为 −2.50DS(1.0)。

(四)规划过程总结

在计算人工晶状体屈光力时,由于光学生物测量的发展,在眼轴长度测量方面误差越来越小,对于 LASIK 术后的白内障患者,角膜屈光力改变较大,精准测量角膜屈光力,选择合适的角膜屈光力及计算公式显得至关重要。同样的眼轴长度,不同角膜曲率及计算公式得到的最小值与最大值竟然相差 4.5D。Potvin Hill Pentacam 使用回归分析方法评估 LASIK 或 PRK 术后的角膜曲率,计算采用 Pentacam 的 TNP zone vertex 4.0mm 角膜曲率值,使用 Shammas PL 公式,其预测准确性最佳。此患者采用光线追踪公式及选择 TK 代入 Haigis 公式预测结果也较准确。Barrett True K 公式,与 TNP 及 TCRP 代入 Haigis 公式,Haigis-L 公式预测结果偏近视,其中 Haigis-L 公式误差最大,考虑 Sim K 高估角膜曲率,对 ELP 预估也有明显影响。

二、LASIK 切削区偏中心的病例

LASIK 通常采用入射瞳孔中心来确定激光切削中心,部分患者由于 kappa 角大,视轴与角膜顶点偏差角度大,导致偏中心切削,另外在手术过程中,缺乏眼球追踪系统,患者精神紧张,头身抖动,轻微眼球震颤;患者裸眼视力差,无法注视指示灯或由于术者操作经验不足,都有可能发生切削偏中心。给近视角膜屈光术后人工晶状体屈光力的计算再添难度。对于 LASIK 切削偏中心的患者,传统角膜曲率以角膜顶点为中心不能准确反映视轴上的角膜屈光力,瞳孔区的角膜曲率比常规角膜顶点区的角膜曲率更能反映患者的真实角膜屈光力。

(一)患者基本资料

患者,男,43 岁。

主诉:双眼视力无痛性下降 2 年余入院。

眼部情况:双眼角膜透明,前房清,瞳孔圆,晶状体核性混浊(图 10-0-8)。

既往眼病史:双眼高度近视,双眼 15 年前曾行激光近视矫正术(LASIK),患者无法提供屈光术前资料。

术前验光:Vod 手动/30cm,-22.00DS/-2.00DC×125(0.3);Vos 手动/30cm,-23.00DS/-3.25DC×66(0.2)。眼轴:OD 33.30mm,OS 33.08mm,提示双眼超高度近视。患者要求术后保留轻度近视,拟先进行右眼手术。

(二)术前规划

角膜前表面及全角膜曲率图(图 10-0-9)可见角膜明显偏中心切削,瞳孔中心偏离角膜顶点。白内障术前参数(图 10-0-10)中 kappa 角为 0.74mm,α 角为 0.29mm,B/F 比值为 69%,低于正常人群均值 82%,角膜形态改变较大。对于偏中心切削的患者,角膜曲率该如何选择?

　　根据检测结果（图 10-0-9，图 10-0-10）可以看出，患者 3mm 区域 Sim K 明显高估了角膜屈光力，Sim K 为 36.4D，TCRP 为 32.9D。

　　因为切削区域明显偏向瞳孔区，传统的以角膜顶点为原点的角膜曲率不再适用。建议选择以瞳孔中心为原点的曲率模式。由于角膜形态的不规则性，选择区域内曲率进行分析和计算（图 10-0-11，图 10-0-12），屈光力分布图（图 10-0-13）更直观显示偏中心分布。我们分别对比了 4mm 区域模式下以瞳孔为中心和以角膜顶点为中心的模拟角膜曲率 Sim K、净屈光力 TNP、全角膜屈光力 TCRP 与光学生物测量仪 IOL Master 700 测量的 Sim K（图 10-0-14 及表 10-0-3）。

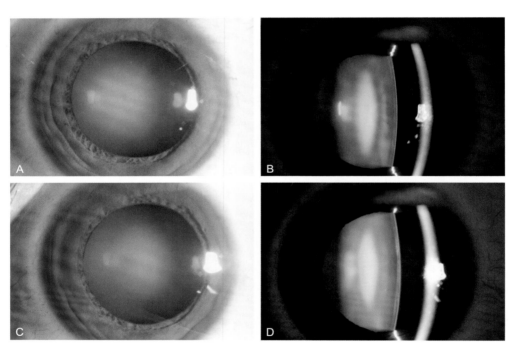

图 10-0-8　双眼眼前段照相
A、B. 为右眼；C、D. 为左眼，双眼晶状体核性混浊。

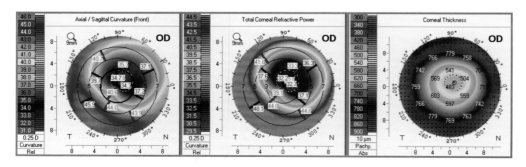

图 10-0-9　右眼角膜前表面及全角膜曲率图

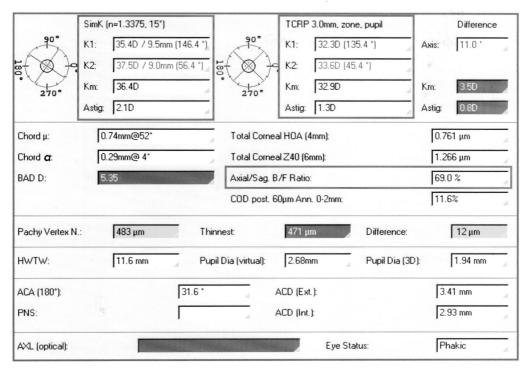

图 10-0-10　右眼 Cataract Pre-OP 参数

K-Readings (D) calculated in zones centered on pupil center							⊙ Zone　○ Vertex N.　○ K1/K2	
							○ Ring　⊙ Pupil　⊙ Km/Astig	
Zone Diameter	1.0 mm	2.0 mm	3.0 mm	4.0 mm	5.0 mm	6.0 mm	7.0 mm	8.0 mm
Axial / Sagittal Front	35.4	34.9	35.0	35.5	36.2	37.1	38.1	39.1
Astig	0.5 (131.1°)	0.6 (132.7°)	1.2 (141.6°)	1.5 (144.3°)	1.6 (146.2°)	1.6 (148.1°)	1.6 (150.3°)	1.5 (154.0°)
True Net Power Km	33.1	32.6	32.8	33.2	34.0	35.0	36.1	37.2
Astig	0.5 (133.8°)	0.7 (127.5°)	1.2 (135.0°)	1.5 (138.6°)	1.6 (141.4°)	1.7 (144.0°)	1.6 (146.7°)	1.5 (151.0°)
Tot. Refr. PowerKm	33.2	32.7	33.0	33.5	34.4	35.5	37.0	
Astig	0.4 (133.9°)	0.7 (128.1°)	1.3 (135.4°)	1.6 (138.7°)	1.7 (141.6°)	1.7 (144.6°)	1.5 (148.1°)	(151.0°)

图 10-0-11　右眼角膜屈光力分布图（zone,pupil）

以瞳孔为中心 3mm 区域的 Sim K 为 35D，角膜散光 1.2D。

K-Readings (D) calculated in zones centered on vertex							⊙ Zone　⊙ Vertex N.　○ K1/K2	
							○ Ring　○ Pupil　⊙ Km/Astig	
Zone Diameter	1.0 mm	2.0 mm	3.0 mm	4.0 mm	5.0 mm	6.0 mm	7.0 mm	8.0 mm
Axial / Sagittal Front	35.4	35.6	36.0	36.5	37.2	38.0	38.9	39.7
Astig	2.8 (149.8°)	2.7 (148.6°)	2.6 (147.0°)	2.4 (145.6°)	2.1 (145.1°)	1.8 (146.1°)	1.3 (149.5°)	1.1 (157.2°)
True Net Power Km	33.4	33.5	33.9	34.4	35.1	36.0	36.9	37.8
Astig	2.6 (145.7°)	2.7 (144.5°)	2.6 (143.1°)	2.4 (141.7°)	2.2 (140.9°)	1.8 (141.3°)	1.4 (143.8°)	1.0 (151.3°)
Tot. Refr. PowerKm	33.4	33.6	34.0	34.6	35.5	36.6	37.9	39.2
Astig	2.4 (146.2°)	2.5 (144.8°)	2.5 (143.2°)	2.3 (141.7°)	2.1 (140.9°)	1.7 (141.1°)	1.2 (143.9°)	0.9 (154.0°)

图 10-0-12　右眼角膜屈光力分布图（zone,vertex N）

与以瞳孔为中心的屈光力比较，以角膜中心为顶点的 3mm Sim K、TNP 结果偏大，且散光度数增加。

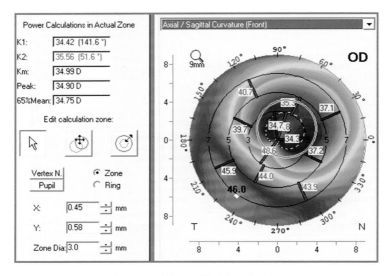

图 10-0-13　角膜屈光力分布图

显示选择 3mm（pupil，zone）Sim K 曲率为 34.99D。

OD 右		IOL 计算	OS 左	
(●)			(●)	
		眼睛状态		
LS: 有晶状体	VS: 玻璃体		LS: 有晶状体	VS: 玻璃体
Ref: ---	VA: ---		Ref: ---	VA: ---
LVC: LASIK	LVC 模式: 近视		LVC: LASIK	LVC 模式: 近视
目标屈光度: 平光	SIA: +0.00 D @ 0°		目标屈光度: 平光	SIA: +0.00 D @ 0°
		生物统计值		
AL: 33.30 mm	SD: 12 µm		AL: 33.08 mm	SD: 13 µm
ACD: 3.43 mm	SD: 6 µm		ACD: 3.48 mm	SD: 5 µm
LT: 4.94 mm	SD: 12 µm		LT: 4.93 mm	SD: 13 µm
WTW: 12.0 mm			WTW: 12.1 mm	
SE: 36.02 D	SD: 0.03 D K1: 35.54 D @141°		SE: 37.09 D (!) SD: 0.03 D K1: 36.68 D @ 61°	
ΔK: -0.98 D @141°	K2: 36.51 D @ 51°		ΔK: -0.82 D @ 61° K2: 37.50 D @151°	
TSE: ---	TK1: ---		TSE: --- TK1: ---	
ΔTK: ---	TK2: ---		ΔTK: --- TK2: ---	

图 10-0-14　光学生物测量仪 IOL Master 700 测量参数

表 10-0-3　不同仪器及不同曲率测量结果比较

单位：D

角膜曲率	右眼 K1	右眼 K2	右眼 SE
IOL Master Sim K	35.54	36.51	36.02
Pentacam Sim K（3mm，zone，pupil）	34.4	35.6	35.0
Pentacam Sim K（3mm，zone，vertex）	34.7	37.3	36.0
Pentacam TCRP（3mm，zone，pupil）	32.3	33.6	33.0
Pentacam TNP（4mm，zone，vertex）	33.2	35.6	34.4
Pentacam TNP（4mm，zone，pupil）	32.2	33.4	32.8

（三）IOL 屈光度选择及术后随访

将不同设备及区域曲率代入不同公式,按目标屈光度−3.0D 计算进行比较,最终我们选择了 Haigis-TNP（pupil）与 Barrett True-K（Sim K,pupil）的计算结果（表 10-0-4）,植入 +16.0D Bausch & Lomb enVista MX60。术后一个月随访:Vod 0.32 −3.25DS/−0.50DC × 140（0.7）。

表 10-0-4　不同仪器及不同曲率测量结果比较

公式曲率	−3.0D 计算/D
Barrett True K（zone,pupil）	+16.0
Barrett True K（zone,vertex）	+14.5
Haigis（zone,pupil）	+13.0
Haigis-L-TNP（zone,pupil）	+16.0
Haigis-TCRP（zone,pupil）	+16.0
Potvin Hill Shammas（zone,vertex）	+15.0
Shammas no History（zone,pupil）	+16.0

（四）规划过程总结

本例患者 LASIK 切削偏中心,超长眼轴,给曲率及人工晶状体计算公式选择都带来了较大挑战。选择瞳孔为中心的 3mm 区域 Sim K 代入 Barrett True K 公式计算预测结果与选择瞳孔区为中心的 TNP 及 TCRP 代入 Haigis 公式预测结果同样较准确,术后屈光误差为偏近视 0.50D。

三、LASIK 术后植入多焦 IOL 的病例一

随着屈光性白内障手术的普及,各种功能性的 IOL 广泛应用,给屈光手术后白内障患者带来了福音,很多患者要求满足术后脱镜的愿望,因此,植入多焦 IOL 是比较理想的选择。

（一）患者基本资料

患者,女,51 岁,职业为警察。

眼部情况:双眼角膜透明,前房深度正常,瞳孔圆,晶状体核性混浊（图 10-0-15）。

既往眼病史:双眼高度近视病史,双眼 LASIK 术后 24 年,患者无法提供屈光术前资料。

术前验光:Vod 0.05,−7.50DS/−1.00DC × 38（0.5）;Vos 0.12,−3.75DS/−0.25DC × 137（0.9）。眼轴:OD 26.29mm,OS 26.27mm。患者要求术后脱镜。

（二）术前规划

该患者曾行角膜屈光手术,且职业特殊,对视力要求高,要求术后脱镜。从患者的全角膜地形图来看,角膜切削较规整,切削区居中（图 10-0-16,图 10-0-17）。右眼全角膜散光 0.9D,前表面散光为 1.2D,后表面角膜散光为 0.5D,为顺规散光,患者可耐受,

无须矫正;左眼全角膜散光 0.8D,前表面散光为 0.7D,后表面散光为 0.5D,为顺规散光,
无须矫正(图 10-0-18)。全角膜不规则散光:右眼 0.266μm,左眼 0.231μm,低于参考
上限值 0.3μm;双眼 kappa 角低于参考上限值 0.5mm,B/F 比值右眼 73.6%,左眼 73.4%
(图 10-0-19,图 10-0-20)。双眼角膜屈光力分布图中,以角膜顶点和以瞳孔中心为原点
的角膜屈光力结果较一致(图 10-0-21~图 10-0-24)。如何准确计算 IOL 屈光力,达到术
后脱镜效果?

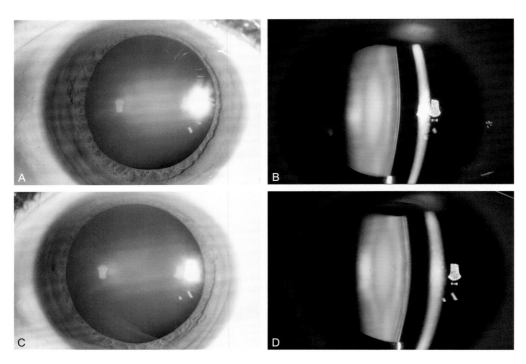

图 10-0-15　双眼眼前段照相
A、B. 为右眼;C、D. 为左眼,提示双眼晶状体核性混浊。

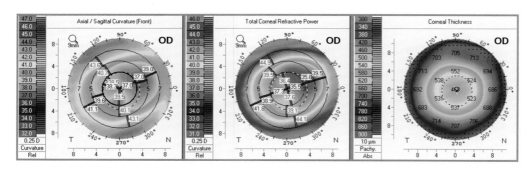

图 10-0-16　右眼角膜前表面及全角膜曲率图
显示角膜切削区规整,居中。

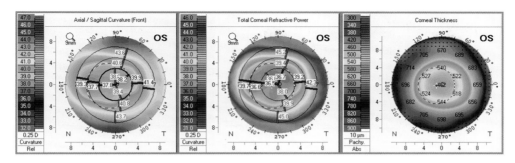

图 10-0-17　左眼角膜前表面及全角膜曲率图,显示角膜切削区规则居中

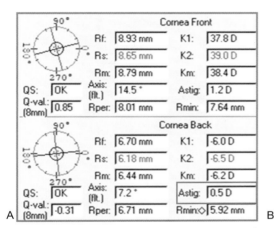
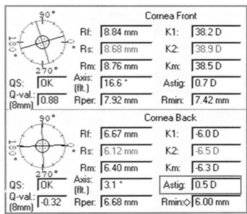

图 10-0-18　角膜前后表面曲率

A. 为右眼;B. 为左眼。

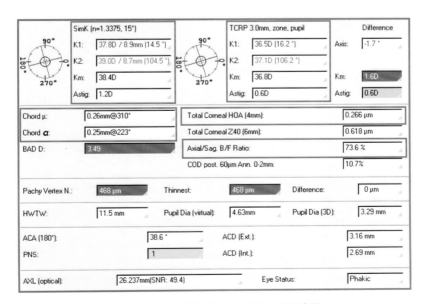

图 10-0-19　右眼 Cataract Pre-OP 参数

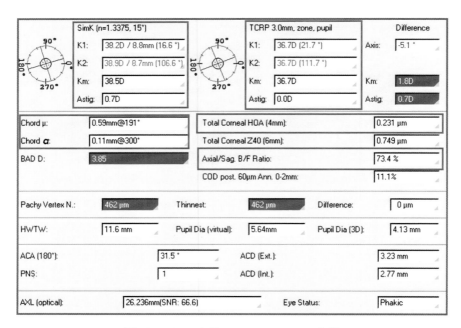

图 10-0-20　左眼 Cataract Pre-OP 参数

K-Readings (D) calculated in zones centered on pupil center								
Zone Diameter	1.0 mm	2.0 mm	3.0 mm	4.0 mm	5.0 mm	6.0 mm	7.0 mm	8.0 mm
Axial / Sagittal Front	38.7	38.5	38.4	38.3	38.5	39.0	39.5	40.0
Astig	0.6　(17.0°)	1.0　(14.5°)	1.0　(12.8°)	0.9　(12.3°)	1.1　(14.3°)	1.5　(16.7°)	1.9　(18.5°)	2.1　(19.0°)
True Net Power Km	37.1	36.9	36.7	36.5	36.7	37.1	37.7	38.4
Astig	0.5　(18.5°)	0.8　(17.0°)	0.6　(15.8°)	0.5　(16.2°)	0.8　(18.5°)	1.2　(20.0°)	1.6　(20.7°)	2.0　(19.9°)
Tot. Refr. Power Km	37.1	37.0	36.8	36.9	37.1	37.7	38.7	39.7
Astig	0.5　(18.6°)	0.8　(17.3°)	0.6　(16.2°)	0.5　(16.6°)	0.8　(18.9°)	1.2　(20.3°)	1.9　(20.9°)	2.3　(19.8°)

图 10-0-21　右眼角膜屈光力分布图（zone, pupil）

K-Readings (D) calculated in zones centered on vertex								
Zone Diameter	1.0 mm	2.0 mm	3.0 mm	4.0 mm	5.0 mm	6.0 mm	7.0 mm	8.0 mm
Axial / Sagittal Front	38.5	38.5	38.4	38.4	38.5	39.0	39.5	40.1
Astig	1.7　(19.4°)	1.5　(17.9°)	1.2　(15.4°)	1.2　(13.2°)	1.3　(13.2°)	1.7　(15.0°)	2.0　(17.1°)	2.4　(18.1°)
True Net Power Km	37.0	36.8	36.7	36.6	36.7	37.1	37.7	38.5
Astig	1.4　(23.1°)	1.1　(22.2°)	0.9　(20.1°)	0.8　(17.3°)	1.0　(16.4°)	1.4　(17.4°)	1.9　(18.6°)	2.1　(18.6°)
Tot. Refr. Power Km	37.0	36.9	36.7	36.8	37.1	37.7	38.7	39.8
Astig	1.3　(22.9°)	1.2　(22.2°)	0.9　(20.2°)	0.8　(17.5°)	1.0　(16.7°)	1.5　(17.6°)	2.1　(18.9°)	2.6　(18.7°)

图 10-0-22　右眼角膜屈光力分布图（zone, vertex N），与以瞳孔为中心结果较一致

K-Readings (D) calculated in zones centered on pupil center								
Zone Diameter	1.0 mm	2.0 mm	3.0 mm	4.0 mm	5.0 mm	6.0 mm	7.0 mm	8.0 mm
Axial / Sagittal Front	38.2	38.2	38.3	38.5	38.7	39.2	39.8	40.4
Astig	0.0 (167.9°)	0.1 (0.4°)	0.4 (8.2°)	0.7 (6.4°)	1.0 (2.0°)	1.4 (177.5°)	1.8 (174.4°)	2.2 (172.3°)
True Net Power Km	36.7	36.5	36.5	36.6	36.9	37.4	38.1	38.8
Astig	0.0 (120.8°)	0.1 (110.9°)	0.1 (21.7°)	0.4 (9.3°)	0.6 (1.8°)	1.2 (176.6°)	1.6 (173.8°)	2.0 (172.3°)
Tot. Refr. PowerKm	36.7	36.7	36.7	36.9	37.4	38.1	39.1	
Astig	0.1 (121.3°)	0.1 (109.3°)	0.0 (21.7°)	0.4 (8.3°)	0.7 (0.6°)	1.2 (175.3°)	1.8 (172.6°)	(172.3°)

Zone / Ring · Vertex N. / Pupil · K1/K2 / Km/Astig

图 10-0-23　左眼角膜屈光力分布图（zone,pupil）

K-Readings (D) calculated in zones centered on vertex								
Zone Diameter	1.0 mm	2.0 mm	3.0 mm	4.0 mm	5.0 mm	6.0 mm	7.0 mm	8.0 mm
Axial / Sagittal Front	38.2	38.3	38.4	38.5	38.8	39.2	39.8	40.4
Astig	0.3 (18.3°)	0.4 (21.1°)	0.5 (19.8°)	0.7 (13.8°)	1.0 (5.8°)	1.3 (179.3°)	1.8 (175.4°)	2.2 (173.5°)
True Net Power Km	36.5	36.5	36.5	36.7	37.0	37.5	38.1	38.8
Astig	0.3 (81.2°)	0.3 (68.2°)	0.3 (53.3°)	0.4 (33.0°)	0.6 (10.7°)	1.1 (179.4°)	1.6 (174.9°)	2.1 (173.4°)
Tot. Refr. PowerKm	36.6	36.6	36.7	37.0	37.4	38.0	39.0	40.2
Astig	0.2 (80.6°)	0.2 (67.6°)	0.4 (53.2°)	0.3 (33.2°)	0.6 (10.7°)	1.1 (179.0°)	1.7 (174.5°)	2.4 (173.1°)

Zone / Ring · Vertex N. / Pupil · K1/K2 / Km/Astig

图 10-0-24　左眼角膜屈光力分布图（zone,vertex N），与以瞳孔为中心结果较一致

　　结合患者光程差分析仪 OPD Scan Ⅲ 的报告（图 10-0-25，图 10-0-26），双眼测量的参数与 Pentacam 测量的 4mm 高阶像差、角膜散光、kappa 角结果较一致。

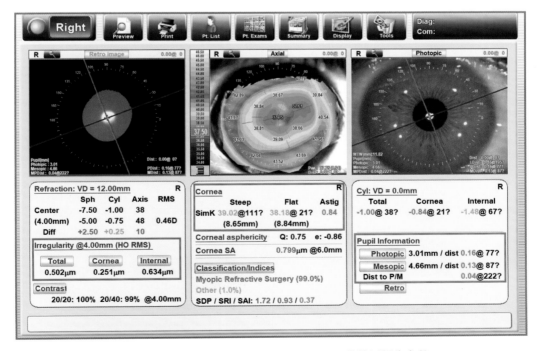

图 10-0-25　右眼光程差分析仪 OPD Scan Ⅲ检测报告参数

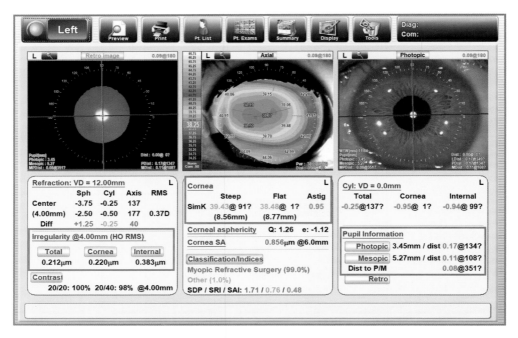

图 10-0-26   左眼光程差分析仪 OPD Scan Ⅲ检测报告参数

(三) IOL 屈光度选择及术后随访

不同公式计算比较:

右眼 4mm 区域内,以瞳孔为中心的 TNP,代入 Hill Potvin Shammas PM 公式,SN6AD1
优化的常数为 119.0,推荐植入 +21.0D;Sim K 代入 Barrett True K 公式,推荐植入 +21.0D;
光线追踪公式 Olsen Raytracing 利用 Sim K 计算,推荐植入 +21.0D(图 10-0-27)。患者的

QS OK		SNR 49.36	Tgt Refr SEQ	0 dpt		QS OK		SNR 66.59	Tgt Refr SEQ	0 dpt
	AXL (optical)	26.237 mm		SimK 15° (n = 1.3375)			AXL (optical)	26.236 mm		SimK 15° (n = 1.3375)
OD	ACD (Ext.)	3.16 mm	K1	37.8 dpt / 8.93 mm @ 14°			ACD (Ext.)	3.23 mm	K1	38.2 dpt / 8.84 mm @ 17°
(R)	Pupil Dia	3.29 mm	K2	39.0 dpt / 8.65 mm @ 104°			Pupil Dia	4.13 mm	K2	38.9 dpt / 8.68 mm @ 107°
	HWTW	11.5 mm	K Avg	38.4 dpt / 8.79 mm			HWTW	11.6 mm	K Avg	38.5 dpt / 8.75 mm
	Chord µ	0.26 mm	Astig	1.2 dpt			Chord µ	0.59 mm	Astig	0.7 dpt
	TCRP Z40, 6mm	0.618 µm	K1 Pre-Refr.-Surg.				TCRP Z40, 6mm	0.749 µm	K1 Pre-Refr.-Surg.	
	TCRP HOA, 4mm	0.266 µm	K2 Pre-Refr.-Surg.				TCRP HOA, 4mm	0.231 µm	K2 Pre-Refr.-Surg.	
	OS-OD Test	OK	Eye Status	Phakic			OS-OD Test	OK	Eye Status	Phakic

15 Alcon AcrySof IQ ReSTOR SN6AD1		16 Alcon AcrySof IQ ReSTOR SN6AD1	
Barrett True K		Hill Potvin Shammas PM	
K1/K2 (SimK 15 ◆): 38.4 D		TNP 4mm, zone, verte: 36.6 D	
True K: 37.71D R.Ch.: -5.74D AB.: 119		SEQ Emm=+20.82 dpt	Const PM LASIK: 119	
Myopic LASIK Pre: / Post:			
IOL SEQ	Refraction SEQ	IOL SEQ	Refraction SEQ
+20.00	+0.60	+20.00	+0.61
+20.50	+0.24	+20.50	+0.24
+21.00	-0.12	+21.00	-0.13
+21.50	-0.48	+21.50	-0.51
+22.00	-0.85	+22.00	-0.88

15 Alcon AcrySof IQ ReSTOR SN6AD1		16 Alcon AcrySof IQ ReSTOR SN6AD1	
Barrett True K		Hill Potvin Shammas PM	
K1/K2 (SimK 15 ◆): 38.5 D		TNP 4mm, zone, verte: 36.7 D	
True K: 37.87D R.Ch.: -5.65D AB.: 119		SEQ Emm=+20.75 dpt	Const PM LASIK: 119	
Myopic LASIK Pre: / Post:			
IOL SEQ	Refraction SEQ	IOL SEQ	Refraction SEQ
+20.00	+0.48	+20.00	+0.56
+20.50	+0.13	+20.50	+0.19
+21.00	-0.23	+21.00	-0.19
+21.50	-0.59	+21.50	-0.56
+22.00	-0.96	+22.00	-0.94

17 Alcon AcrySof IQ ReSTOR SN6AD1	
Olsen Raytracing	
K1/K2 (SimK 15 ◆): 38.4 D	
ConstACD: 4.68	
IOL SEQ	Refraction SEQ
+20.00	+0.40
+20.50	+0.04
+21.00	-0.32
+21.50	-0.68
+22.00	-1.05

17 Alcon AcrySof IQ ReSTOR SN6AD1	
Olsen Raytracing	
K1/K2 (SimK 15 ◆): 38.5 D	
ConstACD: 4.68	
IOL SEQ	Refraction SEQ
+19.50	+0.46
+20.00	+0.11
+20.50	-0.25
+21.00	-0.61
+21.50	-0.98

OS (L)

图 10-0-27   Pentacam 内置公式 IOL 屈光力计算报告

眼轴稍长,三个公式的结果基本一致。患者看近要求比较高,平时阅读距离较近,最终我们选择右眼植入 SN6AD1,+21.5D,右眼术后第一天裸眼视力 0.5,近视力 0.8（30cm）。

　　2 周后患者拟行左眼手术,左眼 4mm 区域内,以瞳孔为中心的 TNP 代入 Hill Potvin Shammas PM 公式,Alcon Restor SN6AD1 优化的常数为 119.0,推荐植入 +20.0D;Sim K 代入 Barrett True K 公式,推荐植入 +20.0D;光线追踪公式 Olsen Raytracing 利用 Sim K 计算,推荐植入 +20.0D,三个公式的结果较一致。同时参考右眼的术后 1 周情况,裸眼视力 0.8,验光–0.25DS/–1.25DC×4（1.0）,患者对右眼术后状态比较满意,最终选择左眼植入 Alcon Restor SN6AD1,+20.0D,左眼术后第一天裸眼视力 1.25,近视力 0.8（30cm）。术后半年验光:双眼裸眼视力 1.0,主观验光为 0D,近视力为 0.8,患者满意。回顾以上公式,三种屈光术后计算公式的结果均较为准确。

（四）规划过程总结

　　因角膜进行过激光切削,不规则散光较小,建议选择区域内角膜曲率进行分析和计算,更能反映真实角膜屈光力。患者 kappa 角小,切削区居中,因此以角膜顶点区域曲率和以瞳孔为中心的区域曲率结果较为一致,可选择 Sim K 及区域内净屈光力 TNP 计算。以瞳孔为中心的 TNP,代入 Hill Potvin Shammas 公式;Sim K 代入 Barrett True K 公式;光线追踪公式 Olsen raytracing 利用 Sim K 计算,三种公式在 LASIK 术后计算的结果准确性较一致。

四、LASIK 术后植入多焦 IOL 的病例二

（一）患者基本资料

　　患者,女,67 岁,左眼视力无痛性下降 2 年余。

　　既往眼病史:双眼高度近视病史,双眼 LASIK 术后 24 年,患者无法提供屈光术前资料。

　　眼部情况:双眼角膜透明,前房深度正常,瞳孔圆,晶状体核性混浊（图 10-0-28）。

　　术前验光:Vod 0.12,–5.50DS/–1.00DC×38（0.5）;Vos 0.12,–5.75DS/–1.00DC×110（0.5）。眼轴:OD 26.29mm,OS 26.27mm。患者要求术后脱镜,拟先行左眼手术。

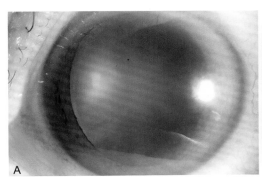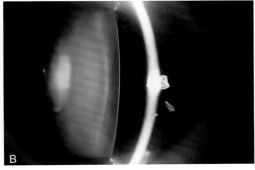

图 10-0-28　左眼眼前段照相提示晶状体核性混浊

(二) 术前规划

该患者曾行角膜屈光手术,对视功能要求高,要求术后脱镜。从患者的全角膜地形图来看,角膜切削较规整,切削区居中(图 10-0-29,图 10-0-30)。屈光力分布图显示光学区屈光力分布较为集中,且区域模式(zone)基于角膜顶点为原点(图 10-0-31)和瞳孔中心为原点(图 10-0-32)的屈光力无明显差别。左眼全角膜散光 0.9D,前表面散光为1.0D,后表面角膜散光为 0.4D,均为顺规散光(图 10-0-33),光程差分析仪 OPD Scan Ⅲ测量的左眼角膜散光为 0.41D,两种设备测量的角膜屈光力参数较一致,角膜高阶像差为0.194μm,kappa 角为 0.31μm(图 10-0-34)。屈光力分布图中,曲率离散图(图 10-0-32)可以看出该患者光学区角膜屈光力分布较为集中。患者 kappa 角小,切削区居中。B/F比值左眼 78.2%,低于正常人 82%,如何准确计算 IOL 屈光力,达到术后脱镜效果?

(三) IOL 屈光度选择及术后随访

不同 IOL 屈光力计算公式结果比较见图 10-0-35。

患者要求术后脱镜,眼底 OCT 评估未见明显异常,其看近要求比较高,平时阅读距离较近,且患者球差较大,推荐选择非球面设计负球差最大的多焦点 IOL。左眼 4mm 区域内,以瞳孔为中心的 TNP(zone,vertex),代入 Hill Potvin Shammas 公式,AMO TECNIS ZXR00 优化的常数为 119.3,推荐植入 +11.50D;Sim K 代入 Barrett True K 公式,推荐植入 +10.50D;光线追踪公式 Olsen raytracing 利用 Sim K 计算(Olsen 公式缺乏 AMO TECNIS ZXR00 型号相应优化的 C 常数),选择与 AMO TECNIS ZXR00 常数接近的

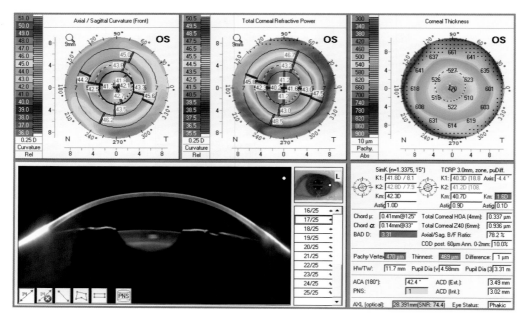

图 10-0-29　左眼角膜前表面及全角膜曲率图

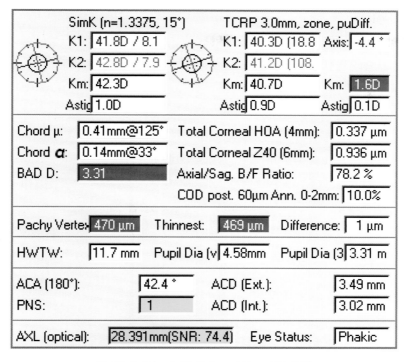

图 10-0-30　左眼 Cataract Pre-OP 参数

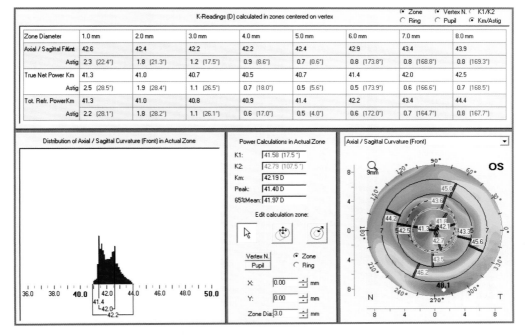

图 10-0-31　左眼角膜屈光力分布图（zone, vertex N）与以瞳孔为中心结果较一致

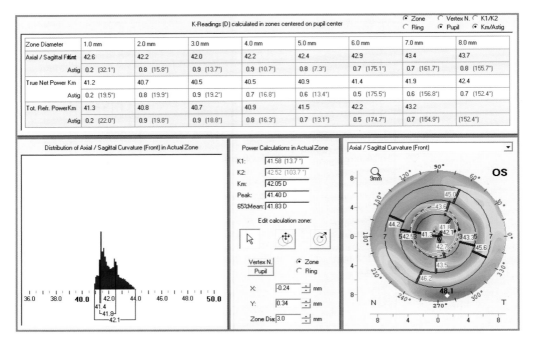

图 10-0-32   左眼角膜屈光力分布图（zone，pupil）

曲率离散图可以看出该患者光学区角膜屈光力分布较为集中。

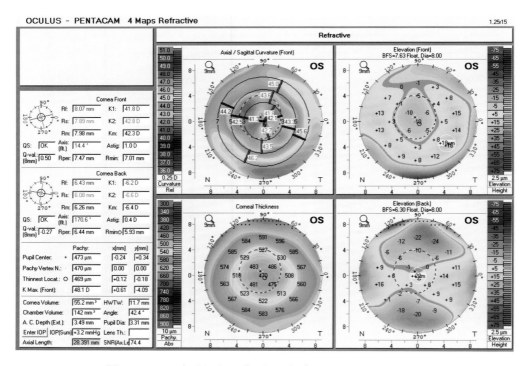

图 10-0-33   左眼屈光四联图提示角膜前后表面散光为 0.4D

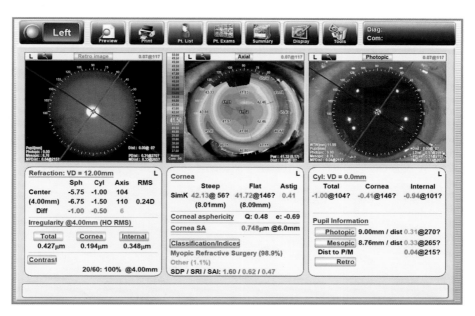

图 10-0-34　左眼光程差分析仪 OPD Scan Ⅲ 检测报告参数与 Pentacam 结果比较一致

QS　OK		SNR　74.4	Tgt Refr SEQ 0 D		SIA 0.21 D @ 0°
AXL (optical)		28.391 mm (Prob. 2%)	SimK 15° (n = 1.3375)		
ACD (Ext.)		3.49 mm	K1		41.8 D / 8.07 mm @ 14°
Pupil Dia		3.31 mm	K2		42.8 D / 7.89 mm @ 104°
HWTW		11.7 mm	K Avg		42.3 D / 7.98 mm
Chord μ		0.41 mm	Astig		1.0 D
TCRP WFAZ40, 6mm		0.936 μm	K1 Pre-Refr.-Surg.		
TCRP WFAHOA, 4mm		0.337 μm	K2 Pre-Refr.-Surg.		
OS-OD Test		OS-OD-Diff.			

15 AMO TECNIS Symfony® IOL, ZXR00	
Barrett True K	
K1/K2 (SimK 15◈): 42.3 D	
True K: 41.76D R.Ch.: -4.49D AB.: 119.3	
Myopic LASIK Pre: , Post:	
IOL SEQ	**Refraction SEQ**
+9.50	+0.40
+10.00	+0.10
+10.50	-0.21
+11.00	-0.52
+11.50	-0.83

16 AMO TECNIS Symfony® IOL, ZXR00	
Hill Potvin Shammas PM	
TNP 4mm, zone, verte: 40.5 D	
IOL SEQ Emm. = +11.46 D　Const PM LASIK: 119.3	
IOL SEQ	**Refraction SEQ**
+10.50	+0.69
+11.00	+0.33
+11.50	-0.03
+12.00	-0.38
+12.50	-0.75

17 HOYA iSert PY-60AD	
Olsen Raytracing	
K1/K2 (SimK 15◈): 42.3 D	
Const ACD: 4.5	
IOL SEQ	**Refraction SEQ**
+8.50	+0.50
+9.00	+0.15
+9.50	-0.20
+10.00	-0.55
+10.50	-0.91

图 10-0-35　Pentacam 内置公式 IOL 屈光力计算报告

TECNIS ZA9003 代入计算,推荐植入 +9.50D(图 10-0-35)。根据焦深延长型 IOL 设计的特点,最终我们选择左眼植入目标屈光度偏负度数的 AMO TECNIS ZXR00 +11.0D,左眼术后第一天裸眼视力 0.5,近视力 0.8(30cm)。左眼术后一个月裸眼视力 0.8、中视力 1.0(60cm)、近视力 1.0(30cm)。验光结果为–0.50DS/–0.25DC × 150(1.0)。

(四)规划过程总结

回顾以上公式,Barrett True K 在 LASIK 术后计算公式的结果均较为准确,在多焦点人工晶状体植入方面选择应严格把握适应证,精准测量及多重公式计算,LASIK 术后植入多焦点 IOL 并非禁忌证,但在 IOL 屈光力计算方面应更加慎重。

小　　结

对于所有眼科医生来说,为角膜屈光手术后的白内障患者计算人工晶状体屈光力仍然是一项具有挑战性的任务。即使在正常未经过角膜屈光手术的眼睛中,人工晶状体屈光力计算结果也不是完美的,尽管有现代的公式和仪器,其中 20%~25% 病例的术后屈光度预测误差可能高于 0.5D。当角膜接受过屈光手术后,IOL 屈光力计算误差高于 0.5D 的百分比可能会增加。理论上来说,利用历史资料的数据应该会提高预测准确性,能够提供历史病历资料的患者极少,而且与不利用历史资料的公式比较,并无明显提高预测准确性的优势。在过去 10 多年里,很多研究人员针对屈光术后白内障发明了 30 多种方法以解决这个问题。最近的研究表明,如果选择合适的计算方法和角膜测量参数,尤其是精准测量角膜屈光力,应用断层扫描的结果结合四维理念分析参数计算,大多可以获得良好的术后屈光效果。

(刘良平)

参 考 文 献

1. WANG L, KOCH DD. Intraocular lens power calculations in eyes with previous corneal refractive surgery: Review and expert opinion. Ophthalmology, 2021, 128(11): e121-e131.
2. SAVINI G, HOFFER KJ. Intraocular lens power calculation in eyes with previous corneal refractive surgery. Eye Vis(Lond), 2018, 5: 18.

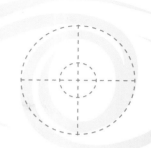

第十一章

放射状角膜切开术后病例角膜屈光力分析与规划

在 20 世纪 60 年代末,Yaneliev 提出在角膜前表面行角膜切开,以达到降低角膜屈光力的作用,这标志着角膜屈光手术时代的开始。此项技术的发展和推广主要归功于苏联的 Fyodorov 和 Durnev。1978 年,Bores、Myers 和 Cowden 在美国实施首例放射状角膜切开术。放射状角膜切开术(radial keratotomy,RK)是在保留一定中央视区(3.00~5.00mm)做条数不等的放射状角膜前部切开。由于角膜周边部的非穿透性切口降低了角膜的硬度,因此在眼压的作用下,角膜切口部位发生膨隆,使周边角膜曲率半径减小,屈光度变大,而未切开的角膜中央视区由于角膜组织无伸展性而呈代偿性变扁,曲率半径增大,相应地减小了一定程度的屈光度,从而改变了角膜的屈光状态。角膜地形图的定量检测结果表明:RK 使角膜中央及中周部变扁平,RK 效应最显著的区域位于角膜光学中心(1.14 ± 0.09)mm,距光学中心(3.78 ± 0.13)mm 以外角膜屈光度降低现象逐渐减弱。RK 术后角膜屈光改变程度与手术切口条数、切口深度及长度有直接关系。

RK 改变了角膜和前房的解剖结构,并且由于各患者放射状切口的深度和数量不同,IOL 屈光力计算面临挑战。不准确的角膜屈光力测量是 RK 术后 IOL 屈光力计算误差主要来源,RK 术后角膜形态往往不规则,屈光力不稳定,传统第三代或第四代公式计算的术后 ELP 不准确,存在远视漂移。

RK 术后 IOL 屈光力计算大致可以分为两类:使用屈光手术前的数据,即临床病史法;第二类利用角膜测量数据来计算。由于角膜屈光手术距离白内障手术时间太久,术前资料缺失,且以往的测量仪器精度差,数据显示临床病史法准确性并不高。目前采用Double-K Holladay 1 公式,基于 OCT 的 IOL 屈光力计算公式以及 Barrett True-K 公式。

与接受过近视或远视 LASIK 或 PRK 手术的患者相比,RK 术后手术预测准确性明显降低。Wang Li 等报告 95 名 RK 术后患者术后误差 ± 0.5D 内的百分比范围为

29%~62%,中位数绝对误差范围为 0.38~0.80D。与 OCT 公式和 Barrett True-K 与 ASCRS(美国白内障和屈光手术学会)计算器上的 Double-K Holladay 1 准确性相当。

Potvin 和 Hill 报告 83 只眼术后误差 ±0.5D 内百分比的准确率为 37%~47%。在 44 只眼研究中,Barrett True-K 无病史公式和 Haigis TK 公式术后误差 ±0.5D 内百分比为 43.2%。Turnbull 等人在 52 只眼报告中,Barrett True-K 有历史、True-K 部分历史和 True-K 无历史公式,分别得到了术后误差 ±0.5 D 内的百分比为 76.6%、75% 和 69.2%,Haigis、Double-K Holladay 1 公式分别为 40.4% 和 69.2%。Awwad 等人报告在 16 只眼,采用角膜地形图的 3mm 平均中央角膜曲率(ACCP)计算 Double-K Holladay 1 公式产生术后误差 ±0.5D 内的百分比为 87.5%。因此,RK 术后的 IOL 屈光力计算有待提高,主要原因是 RK 术后角膜的形态变化所致的角膜曲率的变化,以致角膜的屈光力测量和计算出现了误差。也有研究推荐,选择 IOL 屈光力时,可以考虑 ASCRS 计算器上的平均值。因此,精准测量角膜曲率和角膜屈光力将有助于 RK 术后患者 IOL 屈光力计算准确性的提高。

一、RK 术后合并白内障病例一

(一) 患者基本资料

患者,男,51 岁。

眼部情况:双眼角膜透明,可见角膜数条放射状切痕,前房深度正常,瞳孔圆,晶状体核性混浊(图 11-0-1)。

既往眼病史:双眼高度近视,20 多年前曾行放射状角膜切开近视矫正术(RK),患者无法提供屈光术前资料。

术前验光:Vod 0.2,−2.00DS(0.3);Vos 0.1,−4.75DS/−0.50DC×100(0.2)。眼轴测量(IOL Master 700):OD 25.86mm,OS 26.22mm。患者要求术后保留近视,拟进行左眼手术。

(二) 术前规划

该患者曾行放射状角膜切开手术,术后有近视回退,对视近要求高,须术后保留轻度近视。从患者的全角膜地形图来看,角膜形态较规则但中央屈光力明显低于周边(图 11-0-2)。左眼 TCRP 为 39.8D,Sim K 15° 为 40.1D,二者屈光力较为接近,左眼全角膜散光 0.9D,前表面散光为 0.8D。全角膜高阶像差:左眼 0.244μm。B/F 比值 92.7%(图 11-0-3)明显超过正常值82%,如何准确计算 RK 术后并发性白内障的 IOL 屈光力成为问题的关键。

屈光力分布图中的角膜曲率离散图(图 11-0-4)可以看出该患者光学区角膜屈光力分布较为集中。3mm 环上的角膜曲率与区域的角膜曲率较为接近,并且以角膜顶点区域曲率和以瞳孔为中心的区域曲率结果较为一致(图 11-0-5,图 11-0-6)。参考以角膜顶点为中心的区域内的曲率,发现 Sim K 与传统圆环模式曲率 Sim K 15° 较为一致,因此可以考虑使用传统曲率计算。不同设备检测结果如表 11-0-1。

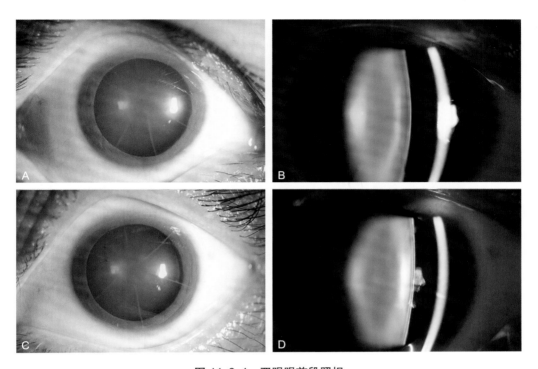

图 11-0-1 双眼眼前段照相

A、B. 为右眼；C、D. 为左眼，提示双眼晶状体核性混浊。

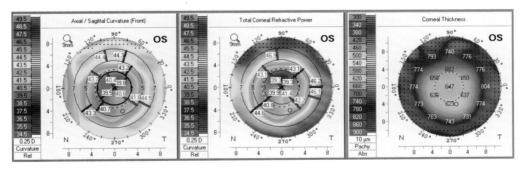

图 11-0-2 左眼角膜前表面及全角膜曲率图

角膜形态较规则但中央屈光力明显低于周边。

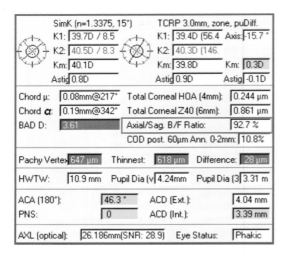

图 11-0-3　Pentacam Cataract Pre-OP 左眼参数，B/F 值为 92.7%

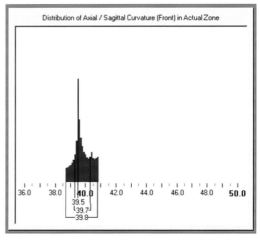

图 11-0-4　角膜曲率离散图（3mm，pupil，zone）

K-Readings (D) calculated in zones centered on vertex									Zone / Vertex N. / K1/K2 / Ring / Pupil / Km/Astig
Zone Diameter	1.0 mm	2.0 mm	3.0 mm	4.0 mm	5.0 mm	6.0 mm	7.0 mm	8.0 mm	
Axial / Sagittal Front	39.5	39.6	39.8	40.1	40.7	41.4	42.0	42.5	
Astig	0.9 (54.6°)	0.8 (49.9°)	0.8 (43.0°)	0.7 (37.6°)	0.8 (37.4°)	0.7 (42.5°)	0.7 (45.3°)	0.6 (40.3°)	
True Net Power Km	39.5	39.4	39.4	39.5	39.8	40.2	40.9	41.3	
Astig	0.9 (69.9°)	0.8 (65.6°)	0.7 (56.1°)	0.7 (44.9°)	0.8 (40.0°)	0.7 (41.8°)	0.7 (41.3°)	0.7 (34.6°)	
Tot. Refr. Power Km	39.8	39.8	39.9	40.1	40.7	41.5	42.4	43.3	
Astig	0.8 (68.6°)	0.8 (63.8°)	0.7 (54.4°)	0.7 (43.8°)	0.8 (39.6°)	0.7 (41.8°)	0.8 (41.1°)	0.8 (33.2°)	

图 11-0-5　左眼角膜屈光力分布图（zone，vertex N）

K-Readings (D) calculated on rings centered on vertex									Zone / Vertex N. / K1/K2 / Ring / Pupil / Km/Astig
Ring Diameter	1.0 mm	2.0 mm	3.0 mm	4.0 mm	5.0 mm	6.0 mm	7.0 mm	8.0 mm	
Axial / Sagittal Front	39.5	39.7	40.2	41.1	42.2	43.4	44.1	43.8	
Astig	0.9 (53.1°)	0.8 (43.4°)	0.8 (33.0°)	0.8 (32.0°)	0.7 (43.7°)	0.6 (65.2°)	0.6 (41.5°)	0.8 (11.9°)	
True Net Power Km	39.5	39.4	39.4	39.9	40.8	41.8	42.6	42.7	
Astig	1.0 (68.6°)	0.7 (57.6°)	0.7 (38.0°)	1.0 (31.1°)	0.8 (36.8°)	0.6 (53.1°)	0.7 (29.3°)	1.1 (8.6°)	
Tot. Refr. Power Km	39.7	39.7	40.0	41.0	42.3	44.0	45.7	46.5	
Astig	0.9 (67.0°)	0.7 (56.0°)	0.7 (37.6°)	0.9 (31.4°)	0.8 (37.6°)	0.6 (53.7°)	1.0 (28.8°)	1.5 (7.9°)	

图 11-0-6　左眼角膜屈光力分布图（ring，vertex N）环与区域屈光力结果相差在 0.5D 以内

表 11-0-1 不同仪器及不同曲率测量结果比较

仪器	角膜曲率	左眼平均角膜曲率 Km/D
IOL Master 700	Sim K	39.78
	TK	40.03
Pentacam	Sim K 15°（ring, vertex N）	40.10
	Sim K（3mm, zone, vertex N）	39.80
	TNP（4mm, zone, vertex N）	39.50

（三）IOL 屈光度规划选择及术后随访

按照−3.0D 目标屈光度，利用 Pentacam 测量的参数，使用 Sim K 15°代入 Barrett True K，推荐植入 Alcon AcrySof SN60WF +22.5D；Richard Potvin 和 Warren Hill 通过 83 只眼 RK 术后患者的大样本研究，认为校正中央角膜厚度后，以瞳孔为中心中央 4.0mm 区域的前表面角膜曲率代入 Aramberri Double-K-Modified Holladay 1 公式计算结果最佳，因此 Hill Potvin Post-RK 公式选择 K Sag Front 4mm zone pupil（图 11-0-7），推荐植入 +23.5D。由于 Olsen Raytracing 公式缺乏 Alcon AcrySof SN60WF 型号 IOL 的计算 C 常数，选择常数接近的 IOL 型号推荐植入 +21.0D。内置公式计算结果如图 11-0-8。

按照−3.0D 目标屈光度，利用 IOL Master 700 测量的参数，使用 Sim K 代入 Barrett True K 公式，推荐植入 Alcon AcrySof SN60WF +22.5D；使用 TK 代入 Barrett True K 公式，推荐植入 SN60WF +22.0D。根据 ASCRS 在线计算公式平均值，推荐植入 SN60WF

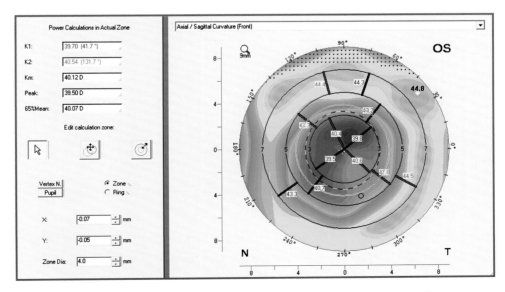

图 11-0-7 Hill Potvin Post-RK 选择 K Sag Front 4mm zone pupil

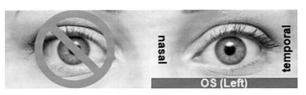

QS OK	SNR 28.95	Tgt Refr SEQ -3 dpt	SIA 0.21 dpt @ 0°
AXL (optical)	26.186 mm	SimK 15° (n = 1.3375)	
ACD (Ext.)	4.04 mm	K1	39.7 dpt / 8.50 mm @ 41°
Pupil Dia	3.31 mm	K2	40.5 dpt / 8.33 mm @ 131°
HWTW	10.9 mm	K Avg	40.1 dpt / 8.42 mm
Chord μ	0.08 mm	Astig	0.8 dpt
TCRP WFA Z40, 6mm	0.861 μm	K1 Pre-Refr.-Surg.	
TCRP WFA HOA, 4mm	0.244 μm	K2 Pre-Refr.-Surg.	
OS-OD Test	No Test		

15 Alcon Acrysof IQ SN60WF <<M>>
Barrett True K
K1/K2 (SimK 15◇): 40.1 D
True K: 40.13D R.Ch.: -4.65D AB.: 119
Radial K. Pre:, Post:

IOL SEQ	Refraction SEQ
+21.50	-2.56
+22.00	-2.94
+22.50	-3.33
+23.00	-3.72
+23.50	-4.11

16 Alcon Acrysof IQ SN60WF <<M>>
Hill Potvin Post-RK
Sag Fr. 4mm, zone, p: 40.1 D
IOL SEQ Emm. = +18.70 dpt Const PRK: 1.84

IOL SEQ	Refraction SEQ
+22.50	-2.61
+23.00	-2.97
+23.50	-3.34
+24.00	-3.71
+24.50	-4.08

17
HumanOptics Aspira-aA(Y)/ MC 6125 AS(-Y)
Olsen Raytracing
K1/K2 (SimK 15◇): 40.1 D
Const ACD: 4.31

IOL SEQ	Refraction SEQ
+20.00	-2.61
+20.50	-2.98
+21.00	-3.36
+21.50	-3.74
+22.00	-4.12

图 11-0-8   左眼 Pentacam IOL 屈光力计算报告

+22.78D。综合考虑,最终我们选择植入非球面人工晶状体 SN60WF +23.0D。术后一个月裸眼视力:0.25,验光结果–3.25DS/–1.25DC × 68（0.7），SE –3.875D。

（四）规划过程总结

回顾以上 IOL 计算公式及屈光结果,Barrett True K 利用 IOL Master 700 测量的 TK 或 Pentacam 测量的 Sim K 15°计算的结果均较为准确,预测误差较小（表 11-0-2）。

表 11-0-2 不同曲率代入多重公式计算的屈光结果（目标屈光度为 -3.0D）

公式	仪器	角膜曲率选择	建议人工晶状体选择/D	预测误差/D*
Barrett True - K	IOL Master 700	Sim K	+22.5（+22.32）	-0.335
		TK	+22.0（+22.03）	-0.115
	Pentacam	Sim K 15°（ring,vertex N）	+22.5	-0.155
Hill Potvin		TNP（4mm,zone,vertex N）	+23.5	-0.905
Shammas PM				
ASCRS	–	–	+23.0（+22.78）	–

* 注释：当植入人工晶状体（SN60WF +23.0D）时各公式产生的预测误差。

二、RK 术后合并白内障病例二

（一）患者基本资料

患者,女,55 岁。

眼部情况:双眼角膜透明,可见角膜数条放射状切痕,前房深度正常,瞳孔圆,晶状体核性混浊（图 11-0-9）。

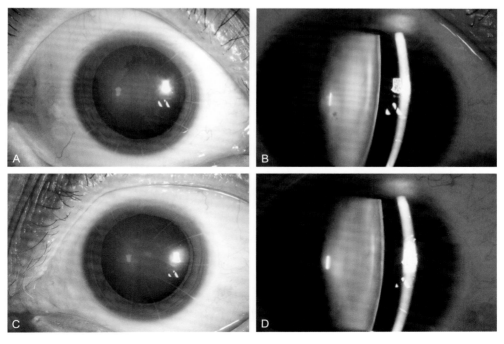

图 11-0-9 双眼眼前段照相

A、B. 为右眼；C、D. 为左眼,提示晶状体核性混浊。

既往史：双眼高度近视，20 多年前曾行放射状角膜切开近视矫正术（RK），患者无法提供屈光术前资料。

术前验光：Vod 手动（HM）/30cm，−18.00DS/−2.00DC×5（0.5）；Vos HM/30cm，−14.50DS/−3.25DC×170（0.6）。眼轴：OD 32.39mm，OS 32.39mm。患者要求术后保留轻度近视，拟先进行右眼手术。

（二）术前规划

该患者曾行放射状角膜切开手术，对视力要求高，要求术后保留轻度近视。从患者的全角膜地形图来看（图 11-0-10），角膜形态欠规则，中央光学区偏下方屈光力明显低于周边部。TCRP 为 38.6D，Sim K 为 39.1D，说明 Sim K 高估了屈光力，右眼全角膜散光 1.7D，前表面散光为 2.0D。右眼 kappa 角为 0.11mm，全角膜不规则散光 0.332μm；B/F 比值为 85% 比正常值 82% 高（图 11-0-11）。

右眼角膜屈光力分布以角膜顶点环上的屈光力（ring，vertex N）与区域屈光力（zone，vertex N）结果比较，环上的屈光力值相对大一些，随着角膜直径增加更加明显（图 11-0-12，图 11-0-13）。由于角膜形态存在一定不规则性，建议选择区域内角膜曲率进行分析和计算，更能反映真实角膜屈光力。不同设备检测角膜曲率结果如表 11-0-3。

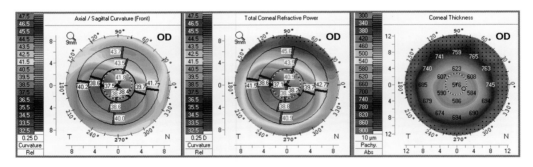

图 11-0-10　右眼角膜前表面及全角膜曲率图

表 11-0-3　不同仪器及不同曲率测量结果比较

仪器	角膜曲率	右眼平均角膜曲率 Km/D
IOL Master 700	Sim K	39.06
	TK	39.33
Pentacam	Sim K（4mm，zone，pupil）	39.20
	TNP（4mm，zone，pupil）	38.20
	TCRP（4mm，zone，pupil）	38.80
	EKR65（4mm）	38.70

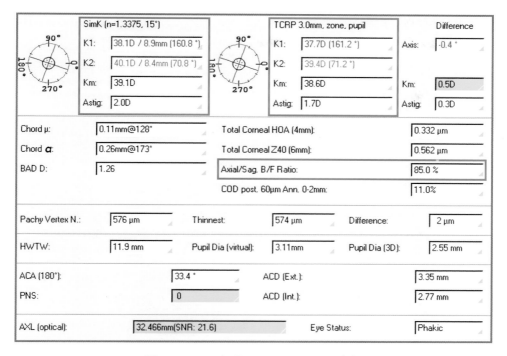

图 11-0-11 右眼 Cataract Pre-OP 参数

K-Readings (D) calculated in zones centered on vertex								
Zone Diameter	1.0 mm	2.0 mm	3.0 mm	4.0 mm	5.0 mm	6.0 mm	7.0 mm	8.0 mm
Axial / Sagittal Front	38.8	38.8	39.0	39.2	39.5	39.8	40.1	40.5
Astig	1.7 (162.4°)	1.8 (161.7°)	1.9 (161.0°)	2.0 (160.6°)	2.0 (160.4°)	1.8 (160.3°)	1.7 (160.7°)	1.4 (162.7°)
True Net Power Km	38.0	38.0	38.1	38.1	38.3	38.6	38.9	39.2
Astig	1.2 (160.1°)	1.4 (159.9°)	1.6 (159.8°)	1.7 (159.8°)	1.8 (159.8°)	1.8 (159.7°)	1.6 (160.2°)	1.4 (162.3°)
Tot. Refr. Power Km	38.3	38.4	38.5	38.8	39.2	39.7	40.3	41.0
Astig	1.2 (161.0°)	1.4 (160.4°)	1.6 (160.2°)	1.8 (160.1°)	1.9 (160.2°)	1.8 (160.1°)	1.6 (160.6°)	1.5 (163.2°)

图 11-0-12 右眼角膜屈光力分布图（zone, vertex N）

K-Readings (D) calculated on rings centered on vertex								
Ring Diameter	1.0 mm	2.0 mm	3.0 mm	4.0 mm	5.0 mm	6.0 mm	7.0 mm	8.0 mm
Axial / Sagittal Front	38.8	39.0	39.2	39.7	40.2	40.8	41.3	41.6
Astig	1.8 (162.1°)	1.9 (161.0°)	2.1 (160.3°)	2.1 (160.0°)	1.4 (159.9°)	1.4 (160.1°)	0.9 (167.6°)	0.7 (8.4°)
True Net Power Km	38.0	38.0	38.2	38.5	38.9	39.4	40.0	40.3
Astig	1.4 (160.0°)	1.6 (159.7°)	1.9 (159.8°)	1.9 (159.9°)	1.8 (159.7°)	1.4 (159.3°)	1.0 (166.4°)	0.8 (4.1°)
Tot. Refr. Power Km	38.4	38.5	38.8	39.4	40.2	41.3	42.5	43.7
Astig	1.3 (160.4°)	1.6 (160.0°)	2.0 (160.0°)	2.0 (160.2°)	1.9 (160.1°)	1.4 (159.9°)	1.1 (167.4°)	1.0 (6.7°)

图 11-0-13 右眼角膜屈光力分布图（ring, vertex N）

(三) IOL 屈光度选择及术后随访

按照–3.0D 目标屈光度预留近视,Pentacam Barrett True K 利用 Sim K,推荐植入 +10.0D;Hill Potvin Post-RK 选择 K Sag Front 4mm zone pupil 区域内(图 11-0-14),推荐植入 +8.5D。由于 AMO TECNIS ZCB00 型号人工晶状体在光线追迹公式 Olsen Raytracing 中未进行优化 Const ACD 常数,所以选择 A 常数与 AMO TECNIS ZCB00 较为接近的 HOYA PY-60AD 型号 IOL 进行计算作为参考,计算结果为 +8.50D,对应目标屈光度 为–2.90D(内置公式计算结果见图 11-0-15)。

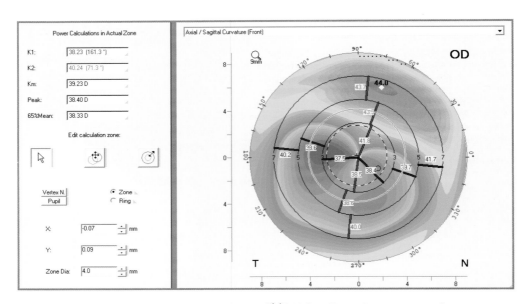

图 11-0-14   Hill Potvin Post-RK 选择 K Sag Front 4mm zone pupil

利用 IOL Master 700 测量的参数,代入 Barrett True K 公式,目标屈光度–3.0D 推荐植入 AMO TECNIS ZCB00 +11.50D,与 Pentacam 内置公式计算结果相差不大(图 11-0-15)。但需要注意的是,本例 RK 计算模式的屈光力误差较大,要慎重选择 Hill Potvin Post-RK 和 Olsen Raytracing 这两个公式。最终我们按照 Barrett True K 公式选择植入非球面人工晶状体 AMO TECNIS ZCB00 +11.0D,术后一个月裸眼视力:0.32,验光结果–3.00DS/–1.25DC × 168(0.8),SE –3.625D。

(四) 规划过程总结

RK 术后 B/F 可能升高,有文献表明 RK 术后前表面变平,后表面也变平,但两者并不是同比例改变,往往后表面变平更多,机制不明。理论上 Sim K 与真实曲率相比会更低,低估了全角膜屈光力。不过实际病例中发现两者差别并不大。比较以角膜顶点区域曲率和以瞳孔为中心的区域曲率结果较为一致,选择 4mm 区域内 Sim K 计算。回顾以

OD (R)

QS OK		**Tgt Refr SEQ**	-3 dpt
AL (opt.) manua	32.390 mm (M)		**SimK 15° (n = 1.3375)**
ACD (Ext.)	3.35 mm	**K1**	38.1 dpt / 8.86 mm @ 161°
Pupil Dia	2.55 mm	**K2**	40.1 dpt / 8.42 mm @ 71°
HWTW	11.9 mm	**K Avg**	39.1 dpt / 8.63 mm
Chord μ	0.11 mm	**Astig**	2.0 dpt
TCRP Z40, 6mm	0.562 μm	**K1 Pre-Refr.-Surg.**	
TCRP HOA, 4mm	0.332 μm	**K2 Pre-Refr.-Surg.**	
OS-OD Test	OS-OD-Diff.	**Eye Status**	Phakic

15 AMO TECNIS® 1-Piece IOL, ZCB00

Barrett True K

K1/K2 (SimK 15�: 39.1 D

True K: 39.13D R.Ch.: -6.95D AB.: 119.3

Radial K. Pre: , Post:

IOL SEQ	Refraction SEQ
+9.50	-2.65
+10.00	-2.96
+10.50	-3.28
+11.00	-3.60
+11.50	-3.93

16 AMO TECNIS® 1-Piece IOL, ZCB00

Hill Potvin Post-RK

Sag Fr. 4mm, zone, p: 39.2 D

IOL SEQ Emm. = +3.89 dpt | Const PRK: 2.02

IOL SEQ	Refraction SEQ
+7.50	-2.47
+8.00	-2.83
+8.50	-3.19
+9.00	-3.56
+9.50	-3.93

17 HOYA iSert PY-60AD

Olsen Raytracing

K1/K2 (SimK 15�: 39.1 D

Const ACD: 4.5

IOL SEQ	Refraction SEQ
+8.00	-2.51
+8.50	-2.90
+9.00	-3.29
+9.50	-3.68
+10.00	-4.08

图 11-0-15　右眼 Pentacam IOL 屈光力计算报告

上 IOL 计算公式，Pentacam Barrett True K 利用 Sim K 计算的结果更为准确。ASCRS RK 术后在线计算比较，目标屈光度选择-3.0D，Hill Potvin Post RK 计算 +8.09D，平均结果为 +8.64D。结合此患者最终屈光状态，认为 Barrett True K（Pentacam Sim K）公式，推荐植入 AMO TECNIS ZCB00 IOL +11.00D 对应-3.60D 结果准确。

小　　结

RK 术后角膜曲率改变受手术切痕数量及深度影响，有文献验证 RK 术后前表面变平，后表面也变平，但两者并不是同比例改变，往往后表面变平更多，机制不明。因此理论上 Sim K 与真实曲率相比会低估，不过实际病例中发现两者差别并不大。大多数 RK 术后角膜 B/F 比值较正常角膜高，Sim K 较 TCRP 高估了角膜曲率，但也有一部分患者虽然 B/F 值升高,Sim K 与 TCRP 仍然比较接近,在选择公式时应注意这种差别。使用传统普通公式计算 RK 术后明显会导致术后远视,目前根据文献推荐采用 Double-K Holladay 1 公式,基于 OCT 的 IOL 计算公式以及 Barrett True-K 公式。基于以上两个病例,我们推荐使用 Barrett True-K(Pentacam Sim K)公式用于 RK 术后的计算,但 RK 术后人工晶状体屈光力的计算准确性仍须进一步提高。

(刘良平)

参 考 文 献

1. TURNBULL AMJ,CRAWFORD GJ,BARRETT GD. Methods for intraocular lens power calculation in cataract surgery after radial keratotomy. Ophthalmology,2020,127(10):45-51.
2. LEITE DE PINHO TAVARES R,DE ALMEIDA FERREIRA G,GHANEM VC,et al. IOL power calculation after radial keratotomy using the Haigis and Barrett True-K formulas. J Refract Surg,2020, 36(12):832-837.
3. POTVIN R,HILL W. New algorithm for post-radial keratotomy intraocular lens power calculations based on rotating Scheimpflug camera data. Journal of Cataract & Refract Surgery,2013,39(3): 358-365.
4. GEGGEL HS. Intraocular lens power selection after radial keratotomy:Topography,manual,and IOL Master keratometry results using Haigis formulas. Ophthalmology,2015,122(5):897-902.

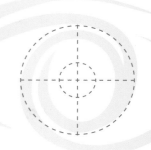

第十二章

微小切口角膜基质透镜切除术后病例角膜屈光力分析与规划

微小切口角膜基质透镜切除术（small incision lenticule extraction，SMILE），按照预先设计的角膜瓣厚度和拟矫正的屈光度数，在角膜基质层内进行两次不同深度的飞秒激光扫描，切割成具有一定形状、大小和屈光力的角膜基质透镜，通过角膜瓣边缘微小切口将制作的基质透镜片取出。从2011年开展以来，至2023年4月，全球累计实施超过600万例SMILE手术，其中中国已经进行了超过480万例，SMILE术后患者的白内障手术前IOL屈光力计算也将不可避免地成为眼科医生的共同挑战。

到目前为止，仅有少数SMILE术后病例行白内障手术的报道。Gyldenkerne等人研究结果显示，SMILE术后角膜中央2.00mm区域的前角膜表面曲率更陡，在周边更扁平。由于SMILE手术开展时间短，真实世界进行白内障手术病例较少，一般是借用LASIK术后的IOL屈光力计算公式进行的，其准确性需要进一步验证。

因此，在缺乏足够的临床数据进行计算公式优化的情况下，推荐使用光线追踪法。与光线追踪法相比较，Masket公式平均预测误差最小。无病史资料的情况下，Barrett True K和Hill Potvin Shammas PM公式（TNP，4mm）均有较好的表现。

SMILE 术后合并白内障病例

（一）患者基本资料

患者，男，44岁，双眼视力无痛性下降1年余。

眼部情况：双眼角膜透明，前房深度正常，瞳孔圆，晶状体核性混浊（图12-0-1）。

既往眼病史：双眼中度近视，3年前曾在外院行小切口角膜基质透镜切除术（SMILE），无法提供屈光术前资料。

术前验光：Vod 0.25，-4.00DS（0.6）；Vos 0.16，-4.00DS（0.4）。眼轴：OD 26.31mm，OS

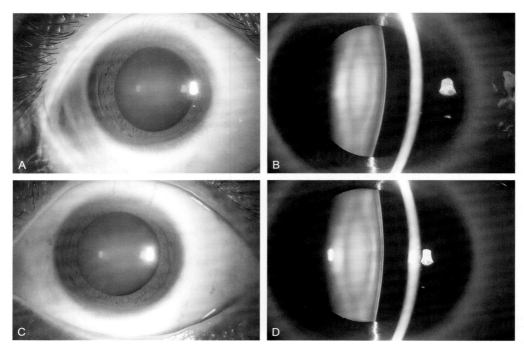

图 12-0-1　双眼眼前段照相
A、B. 为右眼；C、D. 为左眼，提示双眼晶状体核性混浊。

26.51mm。患者要求术后保留近视，拟先进行右眼手术。

（二）术前规划

如图 12-0-2 和图 12-0-3 所示，双眼角膜形态相对比较规则，中央屈光力低于周边。白内障术前参数（图 12-0-4，图 12-0-5）提示双眼角膜规则散光为 1.0D，右眼 B/F 值为 74.2%，左眼 B/F 为 76%。屈光力分布图中，以瞳孔中心为原点和以角膜顶点为原点的角膜屈光力结果较一致（图 12-0-6~ 图 12-0-9），选择临床应用中均有较好表现的 Sim K 的 Barrett True K 公式和 Hill Potvin Shammas PM 公式（TNP，4mm）进行计算。

由于需要植入的 IOL 型号无优化的 C 常数，光线追踪公式 Olsen Raytracing 参考 A 常数接近的 HOYA PY-60AD 进行计算（内置公式计算结果如图 12-0-10）。

（三）IOL 屈光度规划选择及术后随访

患者先行右眼手术，对近视力要求高，在-3.0D 目标屈光度计算基础上右眼选择植入 Rayner 970C +25.5D（目标屈光度 –3.76D），右眼术后一个月验光 –3.75DS/–0.50DC × 25（1.0）。左眼手术前患者觉右眼裸眼远视力差，希望保留近视度数较右眼低一些，左眼植入 Rayner 970C +23.5D（目标屈光度 –3.08D），左眼术后一周 –3.00DS/–0.50DC × 165（1.0）。

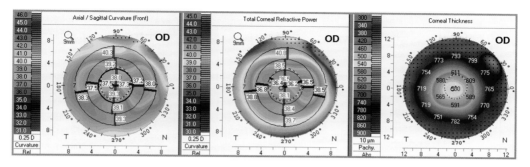

图 12-0-2　右眼角膜前表面及全角膜曲率图，提示角膜切削区规则角膜散光

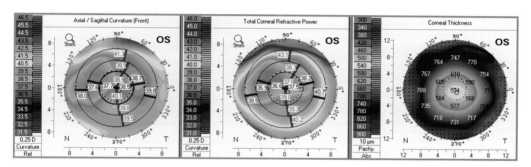

图 12-0-3　左眼角膜前表面及全角膜曲率图

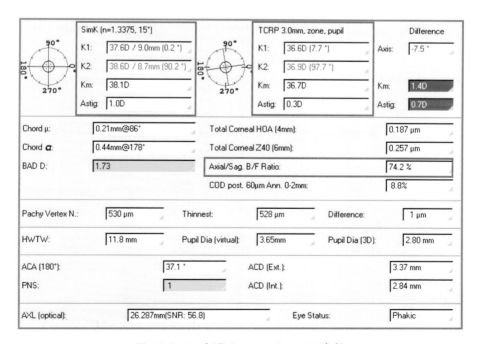

图 12-0-4　右眼 Cataract Pre-OP 参数

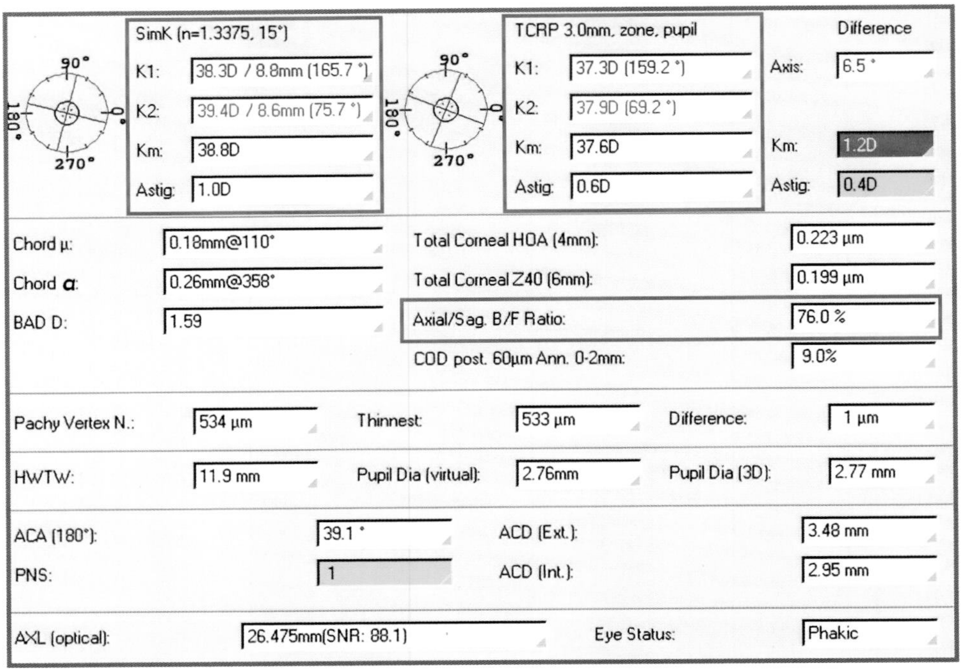

SimK (n=1.3375, 15°)	
K1:	38.3D / 8.8mm (165.7 °)
K2:	39.4D / 8.6mm (75.7 °)
Km:	38.8D
Astig:	1.0D

TCRP 3.0mm, zone, pupil	
K1:	37.3D (159.2 °)
K2:	37.9D (69.2 °)
Km:	37.6D
Astig:	0.6D

Difference	
Axis:	6.5 °
Km:	1.2D
Astig:	0.4D

Chord μ:	0.18mm@110°	Total Corneal HOA (4mm):	0.223 μm
Chord α:	0.26mm@358°	Total Corneal Z40 (6mm):	0.199 μm
BAD D:	1.59	Axial/Sag. B/F Ratio:	76.0 %
		COD post. 60μm Ann. 0-2mm:	9.0%
Pachy Vertex N.:	534 μm	Thinnest: 533 μm	Difference: 1 μm
HWTW:	11.9 mm	Pupil Dia (virtual): 2.76mm	Pupil Dia (3D): 2.77 mm
ACA (180°):	39.1 °	ACD (Ext.):	3.48 mm
PNS:	1	ACD (Int.):	2.95 mm
AXL (optical):	26.475mm(SNR: 88.1)	Eye Status:	Phakic

图 12-0-5　左眼 Cataract Pre-OP 参数

K-Readings (D) calculated in zones centered on vertex　○ Zone　● Vertex N.　○ K1/K2　○ Ring　○ Pupil　● Km/Astig

Zone Diameter	1.0 mm	2.0 mm	3.0 mm	4.0 mm	5.0 mm	6.0 mm	7.0 mm	8.0 mm
Axial / Sagittal Front	38.0	38.0	38.0	38.1	38.1	38.1	38.4	38.5
Astig	0.5 (40.7°)	0.5 (22.5°)	0.7 (4.1°)	1.0 (176.6°)	1.2 (174.6°)	1.5 (175.2°)	1.5 (176.3°)	1.5 (175.1°)
True Net Power Km	36.4	36.4	36.4	36.3	36.3	36.4	36.6	36.9
Astig	0.8 (69.0°)	0.5 (62.9°)	0.3 (24.9°)	0.6 (179.4°)	0.9 (175.9°)	1.2 (176.2°)	1.3 (176.7°)	1.2 (173.9°)
Tot. Refr. PowerKm	36.7	36.7	36.8	36.9	37.0	37.3	37.7	38.4
Astig	0.7 (68.2°)	0.5 (60.9°)	0.2 (20.9°)	0.6 (178.9°)	1.0 (175.9°)	1.2 (176.4°)	1.4 (177.0°)	1.4 (173.9°)

图 12-0-6　右眼角膜屈光力分布图（zone,vertex N）

K-Readings (D) calculated on rings centered on vertex　○ Zone　● Vertex N.　○ K1/K2　● Ring　○ Pupil　● Km/Astig

Ring Diameter	1.0 mm	2.0 mm	3.0 mm	4.0 mm	5.0 mm	6.0 mm	7.0 mm	8.0 mm
Axial / Sagittal Front	38.0	38.0	38.1	38.1	38.2	38.5	39.0	39.6
Astig	0.5 (34.9°)	0.7 (5.1°)	1.2 (173.8°)	1.6 (171.8°)	1.8 (173.6°)	1.8 (178.1°)	1.6 (178.0°)	0.8 (156.0°)
True Net Power Km	36.4	36.4	36.3	36.3	36.4	36.8	37.5	38.3
Astig	0.8 (67.4°)	0.3 (30.5°)	0.8 (175.3°)	1.4 (173.0°)	1.6 (174.5°)	1.6 (178.0°)	1.5 (175.4°)	1.0 (147.9°)
Tot. Refr. PowerKm	36.7	36.8	36.9	37.1	37.5	38.2	39.5	41.2
Astig	0.7 (66.1°)	0.2 (27.2°)	0.8 (175.1°)	1.5 (173.0°)	1.8 (174.8°)	1.9 (178.5°)	1.7 (175.8°)	1.2 (145.8°)

图 12-0-7　右眼角膜屈光力分布图（ring,vertex N）

前表面模拟角膜曲率较 TNP 明显高估,3、4mm 区域与环上的曲率结果比较接近。

K-Readings (D) calculated in zones centered on vertex								○ Zone ● Vertex N. ○ K1/K2 ○ Ring ○ Pupil ● Km/Astig
Zone Diameter	1.0 mm	2.0 mm	3.0 mm	4.0 mm	5.0 mm	6.0 mm	7.0 mm	8.0 mm
Axial / Sagittal Front	38.8	38.8	38.8	38.8	38.8	38.8	39.0	39.2
Astig	0.6 (126.1°)	0.6 (145.6°)	0.8 (162.4°)	1.0 (169.2°)	1.2 (171.4°)	1.2 (171.3°)	1.1 (171.9°)	1.3 (173.7°)
True Net Power Km	37.2	37.2	37.2	37.2	37.1	37.2	37.3	37.6
Astig	0.7 (107.2°)	0.5 (122.2°)	0.6 (154.2°)	0.9 (166.7°)	1.0 (170.1°)	1.0 (170.4°)	1.1 (171.7°)	1.3 (174.4°)
Tot. Refr. Power Km	37.5	37.6	37.6	37.7	37.8	38.0	38.5	39.2
Astig	0.7 (108.0°)	0.5 (124.1°)	0.5 (155.2°)	0.9 (167.0°)	1.1 (170.1°)	1.1 (170.2°)	1.1 (171.6°)	1.5 (174.4°)

图 12-0-8　左眼角膜屈光力分布图（zone，vertex N）

K-Readings (D) calculated on rings centered on vertex								○ Zone ● Vertex N. ○ K1/K2 ● Ring ○ Pupil ● Km/Astig
Ring Diameter	1.0 mm	2.0 mm	3.0 mm	4.0 mm	5.0 mm	6.0 mm	7.0 mm	8.0 mm
Axial / Sagittal Front	38.8	38.8	38.8	38.8	38.8	39.0	39.6	40.5
Astig	0.5 (132.7°)	0.8 (161.8°)	1.3 (172.0°)	1.5 (174.6°)	1.3 (173.8°)	0.9 (169.0°)	1.5 (176.4°)	2.3 (175.8°)
True Net Power Km	37.2	37.2	37.2	37.0	37.1	37.4	38.2	39.3
Astig	0.7 (110.9°)	0.6 (152.9°)	1.1 (170.6°)	1.5 (173.8°)	1.2 (173.3°)	0.8 (169.7°)	1.5 (178.4°)	2.6 (177.2°)
Tot. Refr. Power Km	37.6	37.6	37.8	38.0	38.2	39.0	40.5	42.5
Astig	0.6 (112.1°)	0.5 (153.4°)	1.2 (170.5°)	1.5 (173.7°)	1.3 (172.9°)	0.9 (169.0°)	1.9 (178.1°)	3.3 (177.0°)

图 12-0-9　左眼角膜屈光力分布图（ring，vertex N）

前表面模拟角膜曲率较 TNP 明显高估。

图 12-0-10　双眼 Pentacam IOL 屈光力计算报告

(四) 规划过程总结

Barrett True K 公式不受屈光手术方式的影响,可能在于该公式通过 Sim K 进行优化计算得到了接近真实的 True K。Pentacam 内置的光线追踪公式 Olsen Raytracing 可以选择计算的 IOL 类型相对较少,需要不断完善,满足临床实际的需求。根据术后的验光结果证实,光线追踪 Olsen Raytracing、Barrett True K 和 Hill Potvin Shammas PM 公式(TNP,4mm)计算结果较为一致,且术后误差在 0.50D 范围内。由于真实世界的 SMILE 术后并发白内障手术患者目前并不多,临床经验在不断积累中,我们推荐 SMILE 术后使用光线追踪 Olsen Raytracing、Barrett True K 和 Hill Potvin Shammas PM 公式进行计算。

小　结

随着 SMILE 手术的大量开展,白内障手术医生不得不面临 SMILE 术后人工晶状体屈光力计算的问题,由于 SMILE 手术切削透镜的深度、制瓣方法与传统 LASIK 不同,对角膜屈光力的影响也不同,使得基于 PRK 或 LASIK 等术式开发的角膜屈光术后 IOL 屈光力计算公式的准确性面临挑战,目前同行评议的文章缺乏这方面的数据,一些基于光线追踪原理为基准的文献也存在不足,没有进行实际的人工晶状体植入及术后验证;而且光线追踪法本身的限制是需要精确的人工晶体设计所需的物理曲率、IOL 厚度和折射率等信息,因此限制了光线追踪公式在不同 IOL 型号的计算应用。因此还需要进一步归纳总结光线追踪公式,或采取新型人工智能公式,或通过第二只眼调整等方法提高术后预测准确性。

(刘良平)

参 考 文 献

1. LUFT N,SIEDLECKI J,SCHWORM B,et al. Intraocular lens power calculation after small incision lenticule extraction. Sci Rep,2020,10(1):5982.
2. LAZARIDIS A,SCHRAML F,PREUßNER PR,et al. Predictability of intraocular lens power calculation after small-incision lenticule extraction for myopia. J Cataract Refract Surg,2021,47(3):304-310.
3. GYLDENKERNE A,IVARSEN A,HJORTDAL JØ. Comparison of corneal shape changes and aberrations induced by FS-LASIK and SMILE for myopia. J Refract Surg,2015,31(4):223-229.